365 Brain Fitness
365 브레인 피트니스

08

박흥석
- 현) 더봄 뇌건강 신경심리센터 & 인지재활연구소 작업치료사
- 연세대학교 보건대학 작업치료학과 박사수료
- 전) 삼성서울병원 재활의학과 작업치료사

안이서
- 현) 더봄 뇌건강 신경심리센터 & 인지재활연구소 소장
- 성균관대학교 대학원 인지심리학 박사
- 전) 삼성서울병원, 서울아산병원, 인하대병원, 국민건강보험 일산병원 신경심리사

이혜미
- 현) 더봄 뇌건강 신경심리센터 & 인지재활연구소 대표
- 아주대학교 대학원 임상심리학 석사
- 전) 삼성서울병원 신경과 임상심리전문가 수련
- 전) 국민건강보험 일산병원, 삼성서울병원, 강남세브란스병원 임상심리전문가

매일매일 뇌의 근력을 키우는 치매 예방 문제집

365 Brain Fitness
365 브레인 피트니스

박흥석 · 안이서 · 이혜미 지음

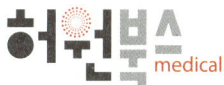

추천사

진료실에서 치매를 걱정하는 환자와 보호자들에게 제가 늘 들려주는 말이 있습니다. 두뇌활동을 많이 하고, 신체 운동을 꾸준히 하며, 사회활동을 유지해 나가라는, 어찌 보면 다분히 상식적인 이야기입니다. 많은 역학 연구를 통해 어느 정도 효능이 입증된 방법이지만, 설명을 마치고 나면 언제나 마음 한구석에 부족함이 자리합니다. 도대체 무엇을 구체적으로 어떻게 하라는 말인지 듣는 이의 입장에서는 답답할 것을 알기 때문입니다.

"사람들이 치매 예방을 위해 집에서 손쉽게 할 수 있는 것은 없을까?" 마땅한 방법이 없어 아쉬워하던 차에《365 브레인 피트니스》를 접하게 되었습니다. 이 책은 치매 예방과 진행을 막기 위한 인지훈련 학습지, 즉 치매 예방 문제집입니다. 1년 365일 매일 3쪽씩 재미있는 문제를 풀도록 구성되어 있지요. 문제들은 기억력, 언어, 시공간 능력, 전두엽 기능 등 두뇌의 전체 영역을 골고루 사용하도록 다채롭게 만들어져 있습니다.

치매는 누구에게나 찾아올 수 있는 반갑지 않은 손님입니다. 특히 스트레스가 많은 현대사회에서 그 발병 위험은 갈수록 높아지고 있지요. 뇌 운동이 중요한 이유가 바로 여기에 있습니다. 매일 규칙적으로 뭔가를 하며 머리를 쓰는 일은 뇌를 튼튼하게 하는 운동(brain fitness)이 됩니다. 이러한 운

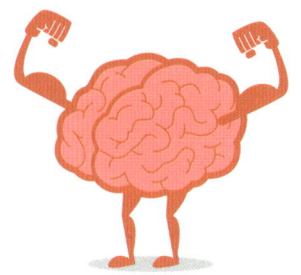

동은 뇌 건강을 유지하는 데 매우 큰 효과를 내지요.

사실 평생교육이라는 마음가짐으로 두뇌 운동을 게을리하지 않는 것이야말로 뇌 건강을 유지하는 비결 아닌 비결이라 할 수 있을 것입니다. 그런 의미에서 이 책은 치매를 두려워하는 분들에게 매우 유용한 학습지가 될 것으로 생각합니다.

특히 50세 이상 성인 중에서 기억력 저하를 걱정하거나 가벼운 인지장애가 있는 분이라면 이 책을 이용해 보시라고 권하고 싶습니다. 잠시 짬을 내어 매일 문제를 풀어 보는 것만으로도 치매 예방을 위한 좋은 투자가 될 것입니다.

이재홍
서울아산병원 신경과 교수

들어가며

★ 치매란 무엇인가요?

치매란 기억장애를 포함하여 여러 인지기능(언어 능력, 시공간 능력, 전두엽 집행기능)에 장애가 발생하고, 이런 인지장애가 일상생활을 하는 데 지장을 주는 것을 말합니다. 다시 말해 인지장애로 가사생활, 취미생활, 직장생활, 사회생활을 이전처럼 혼자 해낼 수 없고, 다른 사람의 도움이 필요한 상태를 의미합니다.

★ 치매는 어떻게 진행되나요?

치매는 뇌졸중, 감염, 뇌외상 등으로 갑자기 오기도 하지만, 알츠하이머병(Alzheimer's disease)과 같은 경우 대부분 서서히 나타납니다. 그 과정은 보통 '정상 → 주관적 인지장애 → 경도인지장애 → 치매'의 순으로 점진적으로 진행되지요. 현재 자신의 상태가 어느 단계에 이르렀는지 판단하기 위해서는 다음의 세 가지 질문을 해봐야 합니다.

첫째, 기억력 등의 인지장애를 호소하는가?
둘째, 객관적인 인지기능검사(신경심리검사)에서 장애가 나타나는가?
셋째, 일상생활 수행능력에 문제가 있는가?

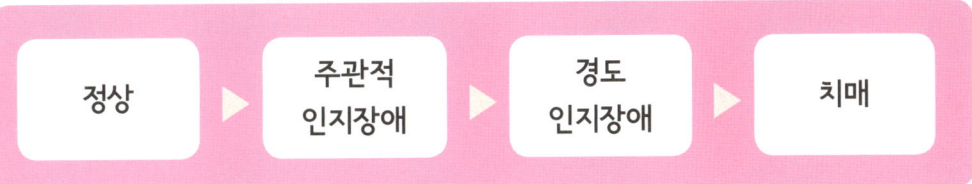

　이 세 질문에 따라 각 단계의 상태를 살펴보면, '정상'은 본인이 기억력이나 다른 인지기능의 문제를 주관적으로 호소하지 않고, 객관적인 신경심리검사에서 문제가 나타나지 않으며, 일상생활 수행능력에도 어려움이 없는 상태를 의미합니다.

　'주관적 인지장애'는 본인이 기억력이나 다른 인지기능의 문제를 주관적으로 호소하지만, 객관적인 신경심리검사에서는 문제가 나타나지 않고, 일상생활 수행능력도 이전과 같이 잘 유지되는 상태를 말합니다. 정상적인 노화 과정으로 볼 수 있지요.

　'경도인지장애'는 치매의 전조 증상을 보이는 단계이기에 주의를 필요로 합니다. 본인 스스로 기억력이나 다른 인지기능에 문제가 있음을 인지하며, 직장 동료나 가까운 보호자처럼 제3자의 눈에도 이상 징후가 감지됩니다. 객관적인 신경심리검사에서도 인지기능의 문제가 발견되나, 일상생활을 하는 데 영향을 미칠 정도는 아니어서 이전과 같은 생활은 유지할 수 있는 상태입니다. 연구마다 조금씩 차이가 있기는 하지만, 65세 이상의 노인 가운데 경도인지장애의 유병률은 약 25%이며, 매년 이들 중 약 10~15%가 치매로 발전하는 것으로 알려져 있습니다. 따라서 경도인지장애 단계라고 해서 안심할 것이 아니라, 치매 예방을 위한 치료 및 보호자의 지속적인 관심이 필요합니다.

　'치매'는 본인은 물론이고, 보호자가 보더라도 기억력이나 다른 인지기능의 문제가 뚜렷이 인식되고, 객관적인 신경심리검사에서도 인지장애가 여러 영역에 걸쳐 관찰되며, 이러한 인지장애로 인해 혼자서 일상생활을 수행할 수 없는 상태를 의미합니다.

★ 치매의 원인과 종류는 무엇인가요?

많은 사람이 '치매'를 '병명'으로 알고 있습니다. 하지만 '치매'는 위에서 설명한 것처럼 인지기능에 심각한 장애가 발생하고, 이로 인해 혼자 일상생활을 할 수 없는 '상태'를 의미하는 용어입니다. 이런 '치매' 상태를 발생시키는 질환은 매우 다양합니다. 여러 연구를 통해 지금까지 발견된 질환의 수만 약 50여 종에 이르지요. 우리가 익히 잘 알고 있는 '알츠하이머병' 또한 치매를 일으키는 원인 중 하나입니다. 이처럼 원인이 되는 병이 다양하다 보니, 환자마다 치매로의 진행 양상이 제각각이고, 치료 방법도 달라집니다. 원인 질환에 따라 상태가 계속해서 나빠지고 이전 모습으로 되돌아가지 않는 퇴행성 치매가 있는가 하면, 재활이나 약물을 통해 치료가 가능한 치매도 있습니다.

아래에 치매를 일으키는 다양한 원인 질환 가운데 대표적인 질환 몇 가지를 소개합니다.

• 알츠하이머병 (Alzheimer's disease)

알츠하이머병은 퇴행성 치매의 대표적인 질환입니다. 치매의 절반 이상이 알츠하이머병으로 인해 나타나지요. 이 병에 걸리면 뇌에 아밀로이드(amyloid)라는 이상 단백질이 생겨나고 쌓이면서 정상 뇌세포가 손상됩니다. 진행은 서서히 이루어지는데, 제일 먼저 기억장애가 발생합니다. 이후 이름 대기 장애, 계산 능력의 저하, 방향감각의 저하가 나타나고, 나중에는 남을 의심하거나 공격적인 행동을 보이는 행동장애가 동반됩니다. 그리고 이러한 증상들이 심해지면서 종국에는 독립적으로 일상생활을 할 수 없게 됩니다.

• 혈관 치매 (Vascular dementia)

혈관 치매는 뇌졸중(뇌출혈, 뇌경색)과 같은 뇌혈관 질환에 의하여 뇌 조직이 손상을 입어 치매가 발생하는 경우를 총칭합니다. 종류가 매우 다양한데, 대표적으로는 뇌로 향하는 큰 혈관들이 반복적으로 막히면서 생기는 다발성 뇌경색 치매(multi-infarct dementia), 한 번의 뇌경색으로 인하여 치매가 생기는 전략적 뇌경색 치매(single strategic infarct dementia), 작은 혈관의 막힘이 반복되어 서서히 치매가 생기는 피질하 혈관 치매(subcortical vascular dementia)가 있습니다.

혈관 치매는 갑자기 발생하는 경우가 많으며, 상당 부분 진행되고 나서야 증상이 인지되는 알츠하이머병과 달리 초기부터 한쪽 신체의 마비 증상, 구음장애, 보행장애, 시야장애 등 신경학적인 증상을 동반하는 경우가 많습니다. 뇌졸중이 발생하였다고 해서 반드시 혈관 치매가 되는 것은 아니며, 뇌졸중 발생 후에 객관적인 신경심리검사에서 인지장애가 관찰되며, 이런 인지기능의 문제로 인해 혼자 일상생활을 하기 어려운 상태일 때 혈관 치매로 진단될 수 있습니다. 뇌졸중이 발생했을 당시에는 인지기능에 문제가 발견되었더라도 시간이 지남에 따라서 호전되는 경우도 있기 때문에, 일정 시간이 지난 후에 자세한 신경심리검사를 통해 인지기능의 문제를 확인해야 합니다.

• **전두측두치매 (Frontotemporal dementia)**

전두측두치매는 두뇌의 전두엽에서부터 측두엽까지 위축이 발생하여 이로 인해 인지장애가 생기는 것을 말합니다. 첫 증상은 주로 성격 변화나 이상행동으로 나타나며, 판단력이 떨어지고 감정 조절 및 충동 억제가 잘되지 않아 사람들과의 관계에서 문제가 생기고, 보호자를 곤란하게 하는 경우가 많습니다. 평균 발병 연령은 50-60대로 젊은 편입니다.

★ 뇌의 구조와 역할은 무엇인가요?

아주 오래전 사람들은 인간의 생각과 행동의 원천이 심장이라고 생각했습니다. 그러나 뇌 과학이 발전함에 따라 그것이 심장이 아닌 뇌가 하는 일이라는 것이 밝혀졌지요. 말하고, 기억하고, 판단하는 인간의 모든 행동은 바로 우리 몸무게의 2%밖에 되지 않는 뇌의 활동으로 결정됩니다.

더불어 뇌 과학은 뇌의 구조와 기능 또한 밝혀내었습니다. 인간의 뇌는 상황에 따라서 여러 구조가 동시에 협력하여 기능하기도 하지만, 기본적으로는 각자 서로 다른 기능을 맡으며 분화되어 있습니다. 대표적인 예가 바로 왼쪽 뇌(좌반구)와 오른쪽 뇌(우반구)입니다.

왼쪽 뇌

왼쪽 뇌는 주로 언어와 관련된 기능을 맡고 있습니다. 역사적으로 볼 때 뇌의 인지기능에 대한 연구는 언어에서 시작되었습니다. 따라서 언어기능을 맡는 뇌를 '우세반구'라고 부릅니다. 언어기능이란 사람들과 대화할 때 자신이 하고 싶은 말을 유창하게 표현하고, 상대의 말을 이해하여 상황이나 문장에 맞게 단어를 표현하는 능력을 의미합니다. 학습된 언어를

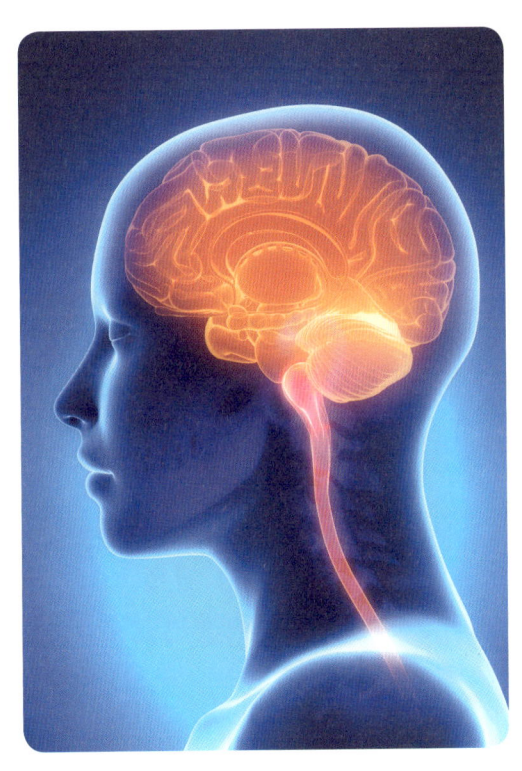
읽고 쓰는 것 또한 포함되지요.

왼쪽 뇌가 하는 일 중 무엇보다 중요한 것은 말이나 글로 이루어진 정보를 듣고 저장한 뒤, 필요할 때 꺼내어 쓸 수 있도록 하는 일입니다. 즉, 왼쪽 뇌는 언어적 정보의 학습과 기억 면에서 핵심적인 역할을 맡고 있습니다.

대부분의 사람은 왼쪽 뇌가 우세반구이며, 오른손잡이 중 96%가 왼쪽 뇌에서 언어기능을 맡고 있습니다. 그렇다면 왼손잡이인 사람은 어떨까요? 많은 사람이 왼손잡이는 오른손잡이와 반대로 오른쪽 뇌에서 언어기능을 맡고 있을 거라고 오해합니다. 그러나 왼손잡이도 70%의 사람들은 왼쪽 뇌에서 언어기능을 맡고 있습니다.

그 밖에도 왼쪽 뇌는 숫자의 계산, 자기 신체의 위치나 이름을 인식하는 일, 도구를 사용하는 방법을 익히고 필요할 때 이를 자연스럽게 사용하도록 하는 일 등 다양한 역할을 맡고 있습니다. 예를 들어 똑같이 젓가락을 보았을 때 우리나라 사람과 서양인의 반응이 어떻게 다를지 한번 떠올려 보세요. 처음 본 젓가락을 어떻게 쓸지 몰라 당황해하는 서양인과 달리, 우리나라 사람은 능숙하게 사용할 수 있을 것입니다. 심지어 젓가락으로 물건을 집는 것을 떠올리기만 해도 뇌가 반응하여 손이 저절로 움직이지요. 그 역할을 왼쪽 뇌가 담당하고 있습니다.

오른쪽 뇌

오른쪽 뇌는 비언어기능을 담당하고 있습니다. 역사적으로 오른쪽 뇌는 비언어기능을 담당하는 '비우세반구'이기 때문에 언어기능을 담당하는 왼쪽 뇌보다 상대적으로 덜 주목을 받았습니다. 그래서 오른쪽 뇌의 기능 연구는 비교적 늦게 이루어졌습니다.

오른쪽 뇌의 기능은 시각적·공간적 정보의 처리와 관계가 있습니다. 사물을 보고 그것이 무엇인지, 또는 사람을 보고 그가 누구인지 알아보는 '무엇what'에 대한 정보처리를 맡고 있지요. 또한 약도나 그림과 같은 2차원 공간에서 사물의 위치를 찾거나, 3차원 공간 내에서 길을 잃지 않고 목적지까지 찾아갈 수 있도록 하는 '어디where'에 대한 정보처리도 담당합니다. 오른쪽 뇌는 이렇게 처리된 시공간 정보를 저장한 뒤에 나중에 필요할 때 꺼내어 쓸 수 있도록 해 줍니다. 시각적 기억 면에서 중요한 역할을 하는 셈이지요. 우리가 갔던 길을 잃어버리지 않고 다음에 다시 찾아갈 수 있는 것도 모두 오른쪽 뇌가 잘 작동한 덕분입니다.

더불어 오른쪽 뇌는 정서나 음악, 미술과 같은 예술적 활동에서도 핵심적인 역할을 합니다.

★ 대뇌는 어떻게 구성되어 있을까?

사람의 뇌는 우리 몸무게의 2% 밖에 차지하지 않지만 심장에서 20%의 혈액을 공급받고 신체가 사용하는 에너지의 25%를 소비하는 부분입니다. 대뇌의 내부 구조를 살펴보면 바깥쪽에 있는 회백질이라는 부분과 안쪽에 있는 백질이라는 부분으로 나눌 수 있습니다. 둘 중에서 바깥쪽에 있는 회백질 부분이 중요한데 이 부분이 바로 인지기능을 담당합니

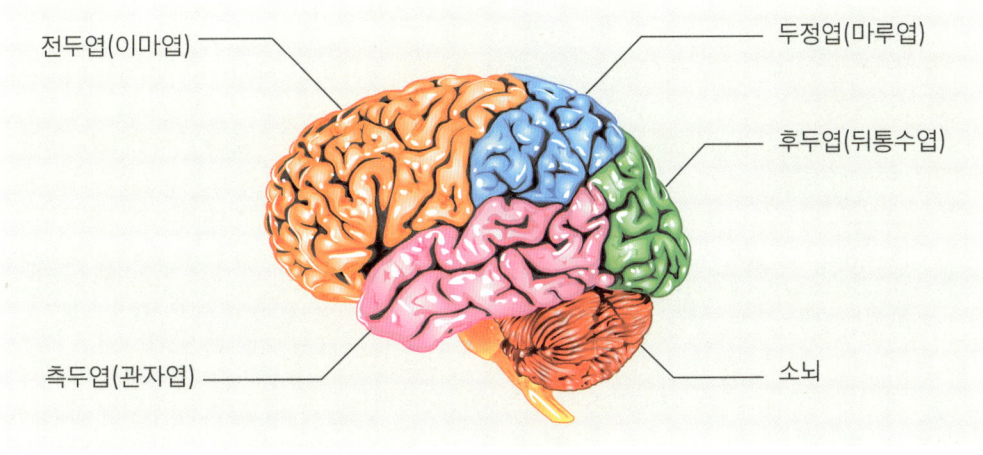

다. 백질은 멀리 떨어져 있는 뇌의 바깥쪽 부분들끼리 정보를 주고 받을 수 있도록 연결해 주는 역할을 합니다. 뇌의 표면이라고 할 수 있는 회백질은 평평한 구조로 되어 있지 않고 구불구불하게 주름져 있어서 더 많은 정보를 효과적으로 처리할 수 있게 만들어져 있습니다. 위쪽으로 올라온 부분은 이랑이라고 부르고 계곡처럼 안쪽으로 들어가 있는 부분을 고랑이라고 부릅니다. 대뇌는 비교적 크게 움푹 들어간 고랑을 따라서 몇 개의 구조물로 나눌 수 있습니다. 가장 앞쪽에 있는 부분을 전두엽(이마엽)이라 부르는데 전두엽은 어떤 목표를 설정하고, 그 목표를 이루기 위해 계획하고, 전략을 짜는 역할을 하고 상황을 판단하고 결정하는 것과 같은 역할을 하게 됩니다. 뇌의 관리자와 같은 역할을 맡고 있다고 할 수 있습니다. 전두엽의 뒤쪽에 있는 부분을 두정엽(마루엽)이라고 부르는데 왼쪽 두정엽은 계산하기, 읽고 쓰기, 도구사용과 관련된 기능, 오른쪽 두정엽은 길찾기 같은 '어디'와 관련된 정보처리를 담당하게 됩니다. 양쪽 귀 옆에 있는 측두엽(관자엽)의 안쪽 깊숙한 곳에 해마라는 중요한 부분이 있는데, 이 부분은 새로운 정보를 학습하고 저장하는 데 핵심적인 역할을 하게 됩니다. 뇌의 가장 뒤쪽에 있는 후두엽(뒤통수엽)은 눈으로 들어온 시각적 정보를 받아서 처리하는 데 중요한 역할을 하게 됩니다.

★ 인지기능과 뇌

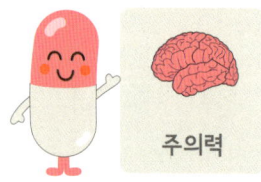

주의력은 모든 인지과제를 수행하는 데 있어 기본이 되는 필수 기능으로, 문제를 푸는 동안 주의가 분산되지 않도록 집중력을 발휘하게 해 줍니다. 특정 영역을 떠나 모든 뇌 영역이 주의력과 관련되어 있다고 볼 수 있습니다.

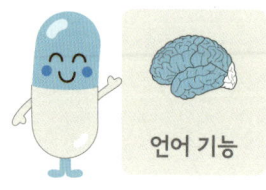

언어기능은 대화할 때 말을 유창하게 하고, 상대의 말을 잘 이해하며, 단어를 적절하게 표현하는 능력을 말합니다. 뿐만 아니라 읽고, 쓰고, 계산하는 능력까지 포함하지요. 주로 왼쪽 뇌의 기능과 관계가 있습니다. 왼쪽 뇌의 전두엽(이마엽)은 말하기, 측두엽(관자엽)은 언어 이해하기, 단어 말하기, 두정엽(마루엽)은 읽기, 쓰기, 계산하기 등을 담당합니다.

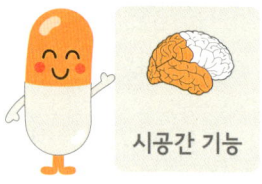

시공간기능은 시각적으로 제시되는 2차원 그림 혹은 물체를 지각하고 인식하는 능력부터, 3차원 공간에서 길을 찾거나 레고 블록을 조립하는 등의 능력을 모두 포함합니다. 주로 오른쪽 뇌의 기능과 관계가 있습니다. 오른쪽 뇌의 측두엽(관자엽)은 물체를 지각하고 인식하는 능력, 두정엽(마루엽)은 공간에서 길을 찾거나 블록을 조립하는 능력을 담당합니다.

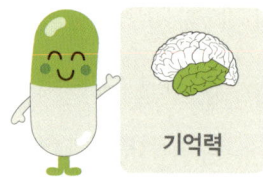

기억력은 새로운 정보를 학습하여 잘 저장해 두었다가 나중에 필요할 때 다시 꺼내어 사용하게 하는 기능입니다. 크게 언어 정보를 기억하는 언어적 기억력과 시각 정보를 기억하는 시각적 기억력으로 나눌 수 있습니다. 주로 해마를 포함하는 양쪽 측두엽(관자엽)이 담당하는데, 왼쪽 측두엽(관자엽)은 언어적 기억력과, 오른쪽 측두엽(관자엽)은 시각적 기억력과 관계가 있습니다.

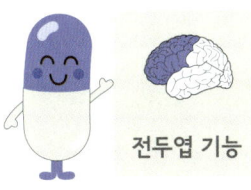

전두엽기능은 다른 말로 집행기능이라고 불려지는데, 세상을 살아가면서 목표를 세우고, 목표에 도달하기 위한 계획을 짜고, 그중에서 가장 좋은 방법을 선택하고, 실제로 실행을 하고, 실행한 방법이 잘 되었는지 평가하는 모든 과정과 관련된 기능입니다. 따라서 뇌의 오른쪽, 왼쪽 전두엽(이마엽)이 모두 관련될 수 있습니다.

★ 신경세포(neuron)는 어떻게 생겼나요?

사람의 신경계는 중추신경계와 말초신경계로 이루어져 있는데, 뇌는 그중에서도 중추신경계에 속해 있습니다. 그리고 이런 신경계를 구성하는 가장 작은 단위가 바로 '신경세포(neuron)'입니다. 사람의 뇌는 약 1천억 개의 신경세포가 조직적으로 연결된 구조를 띠고 있습니다. 신경세포는 '세포체', '수상돌기', '축삭'이라는 구조물로 이루어져 있으며, 신경세포 간의 연결 부위를 '시냅스'라 부르는데, 각각의 신경세포들이 이를 통해 서로 정보를 주고받을 수 있습니다.

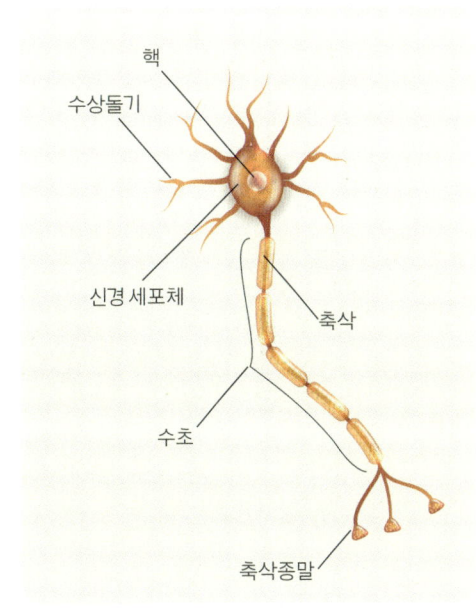

그 과정을 자세히 살펴보면, 우선 자극을 받은 신경세포가 전기신호를 만들어 세포 내에서 전기적 메시지를 전달합니다. 이렇게 만들어진 전기신호는 신경전달물질이라는 화학적 메시지로 바뀌어 다른 신경세포로 전달되지요. 이러한 메시지 전달은 시냅스라는 연결고리가 빽빽하게 많을수록, 또 연결된 신경세포가 손상 없이 튼튼할수록 더 빠르게 전달되어 뇌가 효율적으로 기능하게 됩니다. 반대로 노화나 질병으로 인해 신경세포가 손상되었거나, 시냅스 연결이 끊어졌거나 느슨할수록 뇌 기능이 제대로 작동되지 않고 효율이 떨어집니다.

★ 인지훈련이 중요한 이유는 무엇인가요?

과연 뇌도 훈련을 통해 튼튼해질 수 있을까요? 마치 신체 운동을 하면 몸의 기능이 향상되는 것처럼 말입니다. 이처럼 인지훈련은 인지기능을 향상시키기 위해 지속적인 뇌 운동을 하는 활동을 의미합니다. 기억력, 집중력, 시공간 능력, 언어 능력 및 문제 해결 능력 등 다양한 인지기능을 집중적으로 훈련해 기능을 향상하거나 유지하는 것이지요.

과거에는 인간의 뇌 기능은 나이가 들수록 저하되고, 한 번 저하된 기능은 다시 되돌릴 수 없다는 생각이 지배적이었습니다. 하지만 최근 과학기술과 뇌 연구의 발달로 뇌 가소성(뇌가 변화할 수 있다)에 대한 연구가 활발히 이루어지면서, '뇌는 일생동안 변화하며, 학습과 환경의 변화를 통해 뇌의 변화를 이끌어낼 수 있다'는 증거들이 대거 등장하였습니다. 그리고 이제 뇌는 한 번 안정화되면 변화하지 않는 기관이 아니라, 우리의 노력을 통해 변화시킬 수 있는 기관으로 인식되고 있습니다.

최근 축적된 연구 결과들을 보면, 노년기에서도 뇌 가소성의 잠재력이

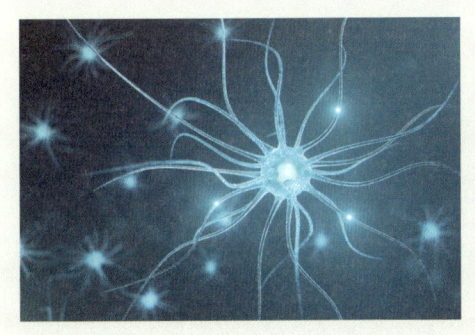 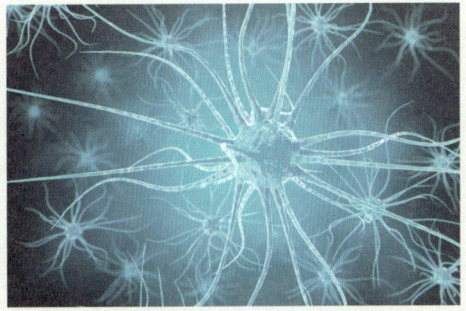

지속적인 인지훈련을 할 때 뇌 속에서 일어날 수 있는 신경망 변화(시냅스 증가)

발견되었으며, '인지훈련이 노년기의 인지기능 저하를 막을 수 있고, 치매의 발병을 늦추는 효과를 보였다'는 보고도 다수 등장합니다. 초기 치매와 경도인지장애 환자를 대상으로 한 연구들 역시 '인지훈련이 저하된 인지기능을 회복시키는 데 효과가 있다'고 밝히고 있으며, 뇌 영상 분석과 같은 최신 기술을 통해 뇌의 직접적인 변화가 입증되기도 했습니다.

이런 맥락에서 기억력, 주의력, 언어 능력 등과 같은 여러 가지 인지훈련 과제를 꾸준히, 그리고 열심히 수행하면 신경세포 간의 연결고리가 튼튼해지고(시냅스의 수가 증가하고), 뇌세포 수가 증가하는 등 뇌에 변화가 일어납니다. 그리고 이러한 변화는 인지기능의 향상으로 이어집니다.

더욱 놀라운 것은 이런 뇌의 변화가 젊은 사람뿐 아니라 노인에게서도 나타난다는 사실입니다. 그렇기 때문에 꾸준하게 인지훈련을 반복한다면 우리 뇌의 시냅스 연결고리를 더욱 튼튼하게 만들 수 있고, 노화로 인해 뇌 기능이 저하되어 치매에 이르는 일 역시 막을 수 있을 것입니다.

★ 치매 예방 문제집 ≪365 브레인 피트니스≫ 활용방법

치매 예방 문제집 ≪365 브레인 피트니스≫는 뇌의 전반적인 영역을 모두 활용할 수 있도록 인지기능을 향상시킬 수 있는 다양한 문제들로 구성되어 있습니다. 목표는 매일 3쪽씩 꾸준히 문제를 푸는 것으로, 하루는 주의력, 언어기능, 시공간기능, 전두엽기능 중 3개의 인지기능을 훈련할 수 있도록 구성되어 있고, 또 하루는 기억력 훈련이 필수적으로 포함되어 있으며, 주의력, 언어기능, 시공간기능, 전두엽기능 중 1개의 인지기능을 함께 훈련할 수 있게 되어 있습니다.

매일 꾸준히 신체적인 운동을 하면 점차 몸에 근육이 생겨 튼튼해지고 건강을 오래도록 유지할 수 있습니다. 마찬가지로 뇌 운동도 매일 꾸준히 하면 뇌에 근육이 만들어집니다. 인지기능 향상에 도움이 되는 문제들을 푸는 것만으로 뇌 기능을 향상할 수 있다는 말입니다. 365일 동안 꾸준히 브레인 피트니스를 실천함으로써 뇌를 튼튼하게 만들고 뇌 건강을 유지하도록 돕는 것이 이 책의 목적입니다.

누구나 손쉽게 뇌를 단련하자!

치매는 눈에 보이지 않게 서서히 진행되며, 뇌에서 문제가 발생한 지 약 10여 년이 지나서야 겉으로 문제가 드러나는 경우가 많습니다. 그렇다면 어떻게 치매를 막을 수 있을까요? 치매 예방의 가장 좋은 길은 남아 있는 건강한 뇌세포를 잘 관리하는 것입니다. 따라서 일찍부터 브레인 피트니스를 시작하는 것이 좋습니다.

≪365 브레인 피트니스≫는 치매 예방을 원하는 분이나 현재의 인지기능을 잘 유지하여 건강한 노후를 보내길 원하는 분들을 위해 만들어졌습니다. '요즘 자꾸 깜박깜박하는데 이게 혹시 치매는 아닐까?', '나중에 내가

혹시 치매 환자가 되는 건 아닐까?'라고 걱정만 하고 계시는 분이 있다면 아직 늦지 않았으니 지금 바로 브레인 피트니스를 시작하시면 됩니다.

매일 20분 정도의 시간을 투자하여 정해진 분량의 문제를 풀어 보세요. 물론 시작이 반이라는 말이 있긴 하지만, 치매 예방 문제집《365 브레인 피트니스》의 핵심은 "매일", "꾸준히" 하는 것입니다. 매일 꾸준히 해야만 의미 있는 변화가 일어나기 때문에 하루도 빠짐없이 뇌 운동을 하는 것이 중요합니다. 그러기 위해서는 꾸준한 노력이 필요합니다.

이 책에는 다양한 난이도의 문제가 섞여 있기 때문에 어떤 문제는 너무 쉽게 느껴질 수 있고, 또 어떤 문제는 너무 어렵게 느껴질 수도 있습니다. 다양한 난이도의 문제를 풀어 보는 것이 뇌에 자극이 되고 도움이 되므로, 쉬운 문제는 가벼운 마음으로 풀어 보시고 어려운 문제는 도전하는 마음으로 풀어 보시기 바랍니다. 문제를 다 풀기 전에 성급하게 답안지를 보지 마시고, 최대한 답을 찾고자 노력하여 하루의 분량을 다 마친 후에 답을 확인해 보세요. 정답을 맞히는 것도 좋은 훈련이 되지만 왜 틀렸는지 이유를 확인하고 찾아가는 과정 역시 훌륭한 뇌 훈련이 되기 때문에 틀렸다고 실망하거나 좌절하지 않으셨으면 합니다. 열심히 고민해 보아도 틀린 부분이 이해가 되지 않는다면 가족들(배우자, 자녀, 손주 등) 또는 친구에게 질문하여 꼭 이해하고 넘어가세요. 뇌에 더욱 단단한 근육이 생기게 될 것입니다.

치매 예방 문제집《365 브레인 피트니스》는 한 권당 한 달 동안 풀 수 있는 문제를 담았으며, 총 12권의 책으로 구성될 예정입니다.

부디 이 책을 통해 건강하고 활기찬 노년을 즐기시길 바랍니다.

저자 일동

일러두기 – 꼭 읽어주세요!

1. 《365 브레인 피트니스》는 **한 권당 1개월** 과정입니다.

2. 《365 브레인 피트니스》는 **하루에 3쪽씩** 주의력, 언어기능, 시공간기능, 기억력, 전두엽기능 중 2~3개의 인지기능을 매일 훈련할 수 있는 문제로 만들어졌습니다.

3. 《365 브레인 피트니스》는 **다양한 난이도**의 문제가 섞여 있습니다. 다양한 난이도의 문제를 풀어 보는 것이 뇌에 자극이 되고 도움이 되기 때문입니다.

4. 《365 브레인 피트니스》는 **문제를 다 풀기도 전에 성급하게 답안지를 확인하지 않는 것**을 권합니다. 정답을 맞히는 것도 좋은 훈련이 되지만 왜 틀렸는지 이유를 확인하고 찾아가는 과정 역시 훌륭한 뇌 운동이 될 수 있습니다. 답을 맞히지 못했다고 실망하거나 좌절하지 마시고, 주위 분들에게 질문하여 꼭 이해하고 넘어가세요. 뇌에 더욱 단단한 근육이 생기게 될 것입니다.

5. 《365 브레인 피트니스》는 **"매일"**, **"꾸준히"** 하는 것이 **핵심**입니다. 1년 365일 동안 브레인 피트니스(뇌를 튼튼하게 하는 운동)를 실천함으로써, 건강한 뇌를 유지하는 데 도움을 받으실 수 있을 것입니다.

365 Brain Fitness
365 브레인 피트니스

08

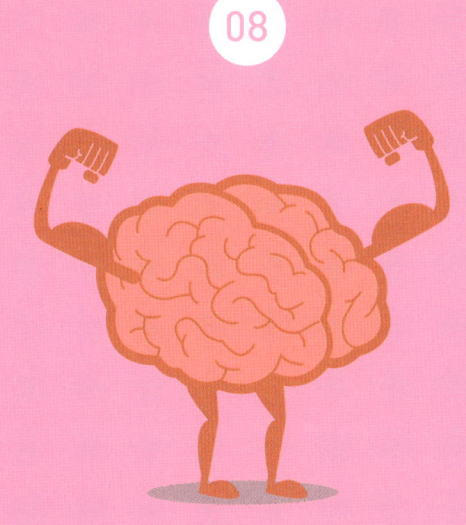

튼튼하고 건강한 뇌를 위해
1년 365일 매일매일 꾸준히 문제를 풀어보세요!

자, 그럼 시작해볼까요?

1일

날짜: _____ 년 ___ 월 ___ 일 ___ 요일   날씨: _____
시작 시각: ___ 시 ___ 분   마친 시각: ___ 시 ___ 분

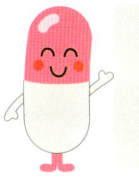
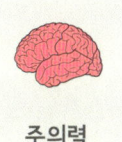
주의력

다음에서 ㄱ, ㄴ, ㄷ, ㄹ, ㅁ … 순으로 선을 그어 연결해 보세요. 단, 가로나 세로, 또는 대각선 방향으로 한 칸씩 움직여 연결해야 합니다.

ㄱ	ㄹ	ㅇ	ㅌ	ㅈ	ㄷ
ㄴ	ㅇ	ㅂ	ㅊ	ㄴ	ㅁ
ㄴ	ㄷ	ㄹ	ㅍ	ㅅ	ㅇ
ㅇ	ㅎ	ㄱ	ㅁ	ㅂ	ㅈ
ㅅ	ㅁ	ㅌ	ㅋ	ㅊ	ㄷ
ㅈ	ㄴ	ㅍ	ㅈ	ㄴ	ㄹ
ㅂ	ㅇ	ㄹ	ㅎ	ㅌ	ㅇ

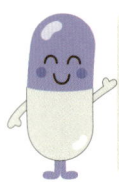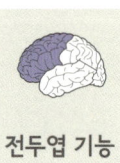전두엽 기능

다음 문제를 풀어 보세요.

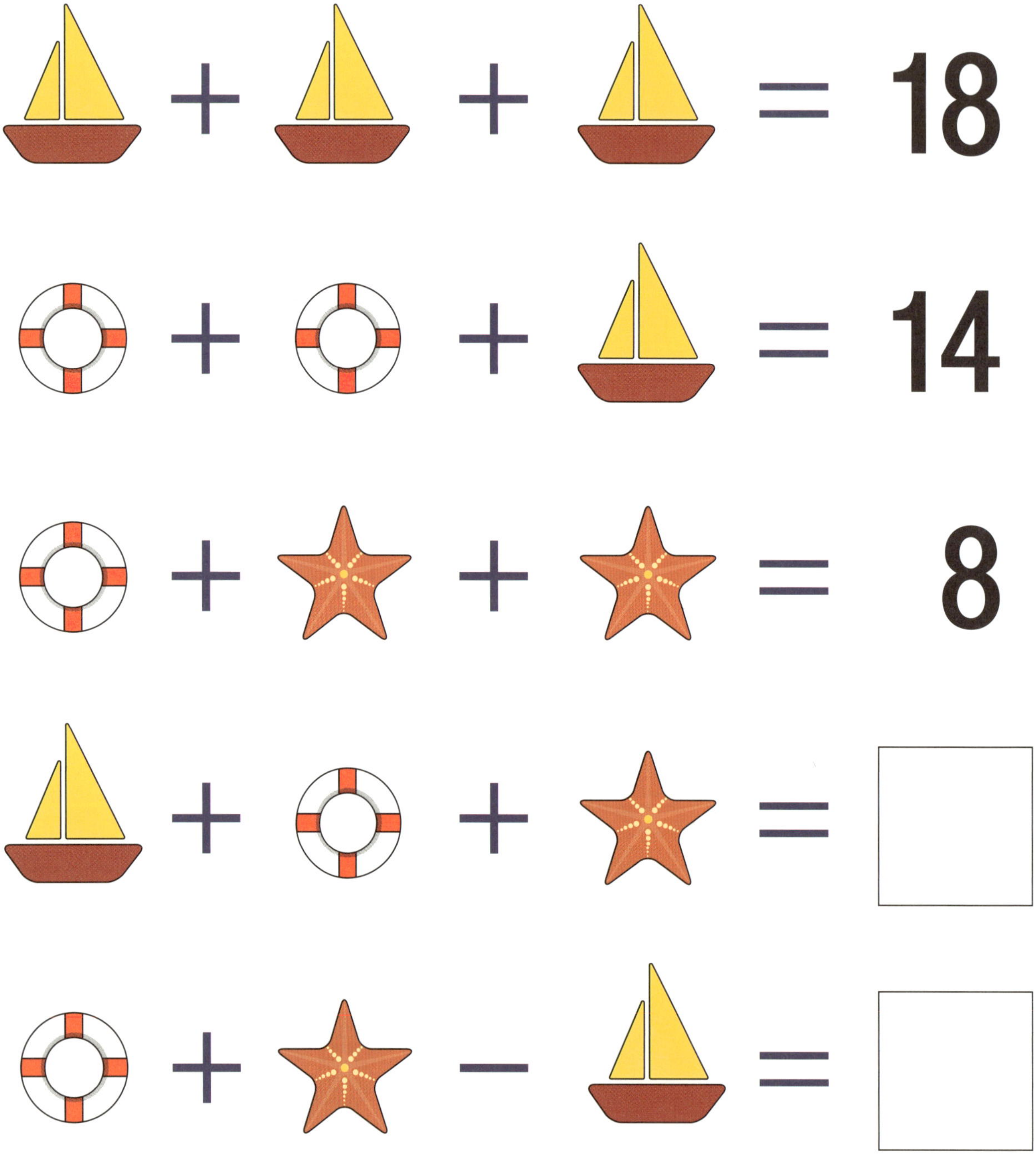

⛵ + ⛵ + ⛵ = 18

🛟 + 🛟 + ⛵ = 14

🛟 + ⭐ + ⭐ = 8

⛵ + 🛟 + ⭐ = ☐

🛟 + ⭐ - ⛵ = ☐

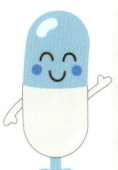 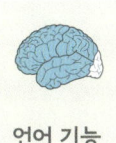

다음 보기 의 단어들을 아래의 4가지 범주로 나눠 빈칸에 적어 보세요.

보기

볼펜 침낭 버스 라면 기차 호떡
연필 버너 빵 지우개 택시 가위
텐트 냉면 코펠 지하철

1. 밀가루로 만든 음식

빵

2. 캠핑 도구

3. 교통수단

4. 학용품

2일

날짜: _____ 년 _____ 월 _____ 일 _____ 요일   날씨: _____
시작 시각: _____ 시 _____ 분   마친 시각: _____ 시 _____ 분

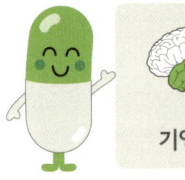 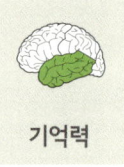 다음은 신문 기사의 일부입니다. 밑줄 친 곳을 주의해서 읽고, 잘 기억해 두세요.

기억력

치매 예방의 비결

치매를 예방하려면 매일 뇌에 건전한 자극을 주어야 한다. 독서를 하거나 바둑 같은 게임을 하는 것이 좋다. 건강하게 장수하는 사람들은 대부분 이런 활동을 하는 사람들이다. KBS의 프로그램에 소개된 건강한 노인 중 일본인 쇼치 사브로 씨가 있다. 106세인 사브로 씨는 <u>아침 운동</u>과 <u>외국어 공부</u>, 재활용품을 이용한 <u>장난감 만들기</u>를 한다고 한다. 103세인 대만의 쵀이지에천 씨는 매일 부인과 <u>마작 게임</u>을 즐긴다고 한다. 이번 학기에 내가 가르쳤던 명지대 사회 교육 과정에는 70대 학생이 세 명 있었다. 두 명은 여성인데 한 번도 결석하지 않고 열심히 수업에 참석했다. 궁금한 점이 있으면 질문도 하고 리포트도 정성껏 써서 냈다. 이들은 공부하는 것이 재미있다고 한다. 바둑의 생불여사 격인 치매를 예방하려면 적당한 운동과 함께 뇌도 운동시켜 줄 필요가 있다. <u>재미있게 즐기면서 뇌를 자극하는 활동은 선택이 아니라 필수라는 점을 명심하자.</u>

[출처: 중앙일보] 70대 바둑기사-40대 직장인, 두 사람의 뇌 비교해 보니

시공간 기능

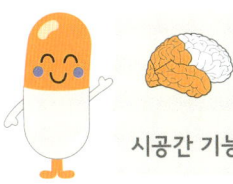

다음 그림에서 왼쪽을 바라 보는 사람에게 ○ 표시해 보세요.

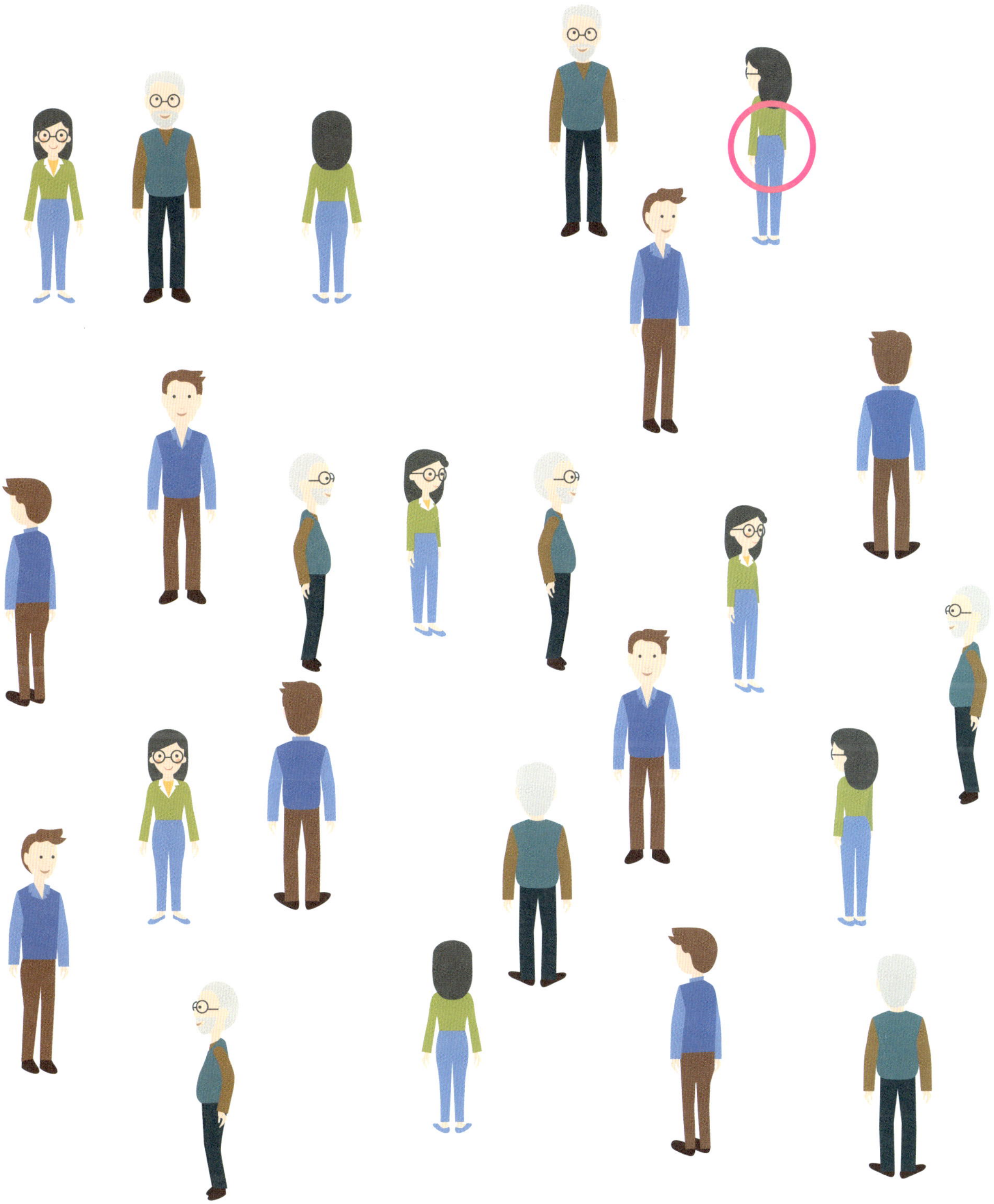

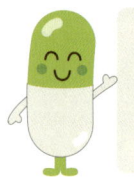 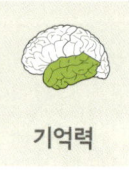

앞 장(26쪽)의 신문 기사를 떠올리며, 빈칸을 채워 보세요.

치매 예방의 비결

치매를 예방하려면 매일 뇌에 건전한 자극을 주어야 한다. 독서를 하거나 (　　　　) 같은 게임을 하는 것이 좋다. 건강하게 장수하는 사람들은 대부분 이런 활동을 하는 사람들이다. KBS의 프로그램에 소개된 건강한 노인 중 일본인 쇼치 사브로 씨가 있다. 106세인 사브로 씨는 (　　　　　　)과 (　　　　　　　), 재활용품을 이용한 (　　　　　　　)를 한다고 한다. 103세인 대만의 최이지에천 씨는 매일 부인과 (　　　　　　　)을 즐긴다고 한다. 이번 학기에 내가 가르쳤던 명지대 사회 교육 과정에는 70대 학생이 세 명 있었다. 두 명은 여성인데 한 번도 결석하지 않고 열심히 수업에 참석했다. 궁금한 점이 있으면 질문도 하고 리포트도 정성껏 써서 냈다. 이들은 공부하는 것이 재미있다고 한다. 바둑의 생불여사 격인 치매를 예방하려면 적당한 운동과 함께 뇌도 운동시켜 줄 필요가 있다. (　　　　)있게 즐기면서 (　　　　)를 자극하는 활동은 선택이 아니라 필수라는 점을 명심하자.

[출처: 중앙일보] 70대 바둑기사-40대 직장인, 두 사람의 뇌 비교해 보니

3일

날짜: _____ 년 ___ 월 ___ 일 ___ 요일   날씨: _____
시작 시각: ___ 시 ___ 분   마친 시각: ___ 시 ___ 분

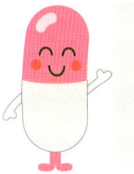 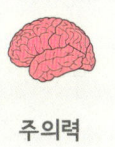

다음 표에는 같은 숫자가 세 번씩 나오는 것이 있습니다. 모두 찾아서 아래 빈칸에 적어 보세요.

153	842	576	843	274	635	314
694	808	669	982	509	482	391
332	314	403	752	356	578	922
476	115	257	618	669	825	169
227	843	594	186	811	261	604
792	962	200	314	893	973	457
578	367	413	746	539	669	121
192	884	843	512	578	931	624

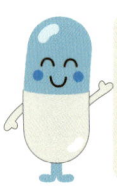

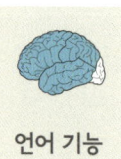

언어 기능

다음은 가운데 글자를 따라 단어 잇기를 하고 있습니다. 빈칸에 들어갈 알맞은 글자를 적어 보세요.

고	구	마
구		꾼
	운	기
		장
동		원
	고	

소	나	무
		꾼
		개
		철
		연
	쿠	

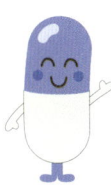 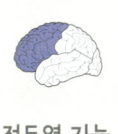 전두엽 기능

다음 상자 안에 있는 여러가지 중에서, 가장 관련이 없는 1개를 골라 ◯ 표시해 보세요.

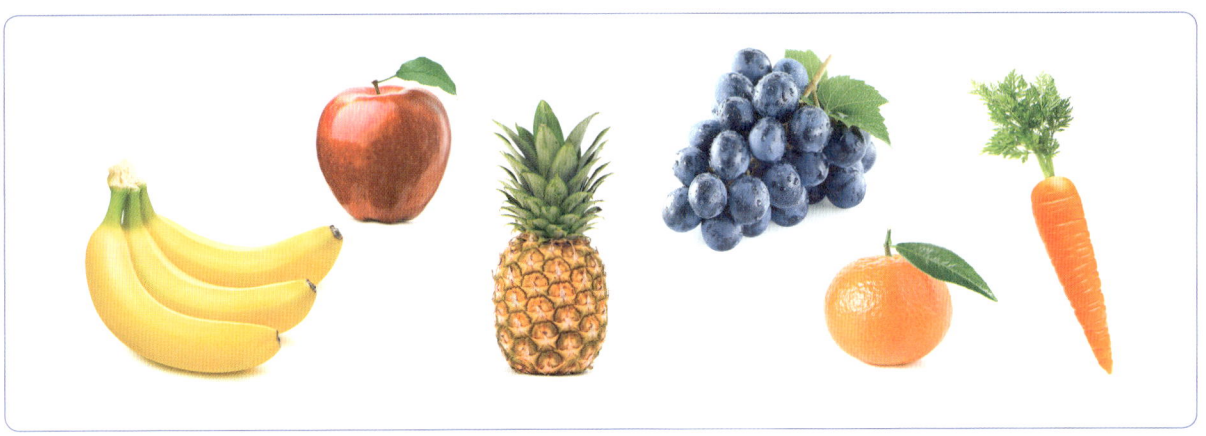

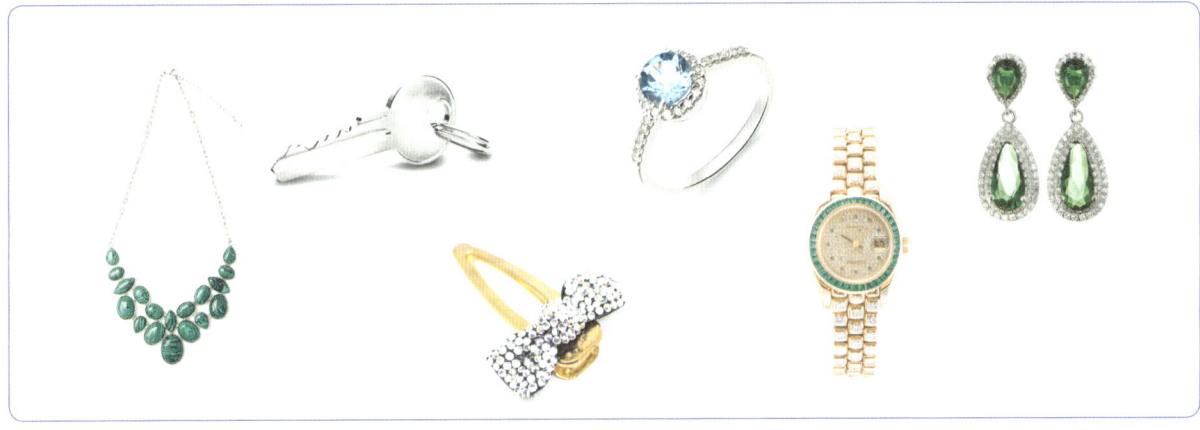

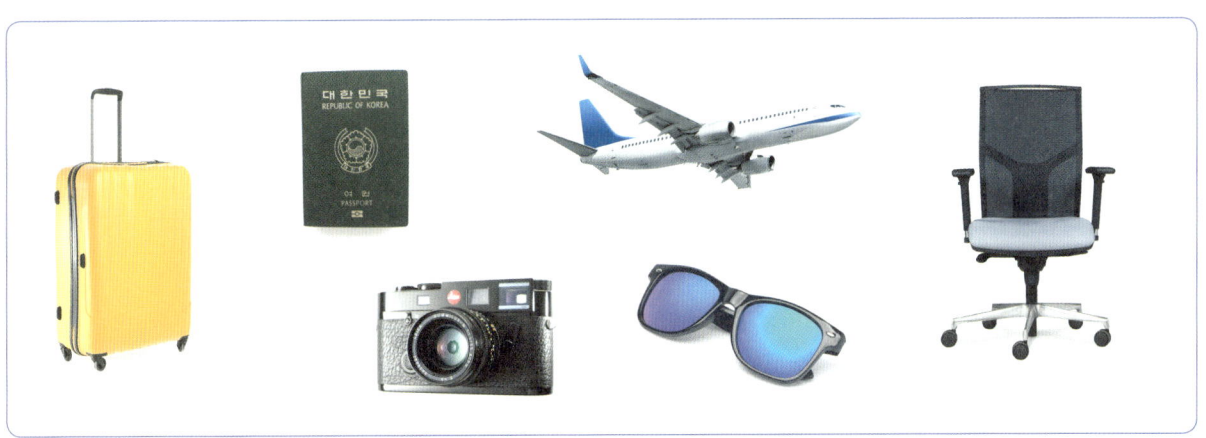

4일

날짜: _____ 년 _____ 월 _____ 일 _____ 요일   날씨: _____
시작 시각: _____ 시 _____ 분   마친 시각: _____ 시 _____ 분

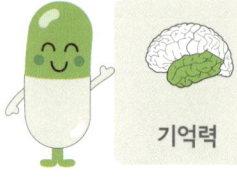
기억력

기억하는 방법에 대해서 배워 보겠습니다. 오늘 사야 할 물건이 9개 있습니다. 사야 할 물건을 모두 기억하기 위해서는 전략이 필요합니다. 첫 글자를 모아서 기억하는 것도 좋은 전략이지만, 오래 기억되지는 않습니다. 더 좋은 전략은 관련 있는 것끼리 묶어서 머릿속에서 상상을 하면서 외우는 것입니다.

고사리, 칫솔, 수건, 비누, 바지, 고춧가루, 배추, 양말, 모자

위에 적은 목록이 우리가 사야 할 물건입니다. 자, 이제 부엌, 욕실, 안방이 있는 집을 상상해 보세요. 각자의 집을 떠올려도 좋습니다.

1. 부엌에 두어야 할 물건을 골라 적어 보세요.
   (   ), (   ), (   )

2. 욕실에 두어야 할 물건을 골라 적어 보세요.
   (   ), (   ), (   )

3. 옷장이 있는 안방에 두어야 할 물건을 골라 적어 보세요.
   (   ), (   ), (   )

잠시 뒤에 물건을 사러 갈 거예요. 상상하며 잘 기억해 두세요.

시공간 기능

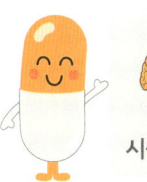

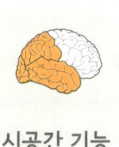

다음의 그림 조각 중에 아래 그림에 들어가지 않는 조각을 골라서 ◯ 표시해 보세요.

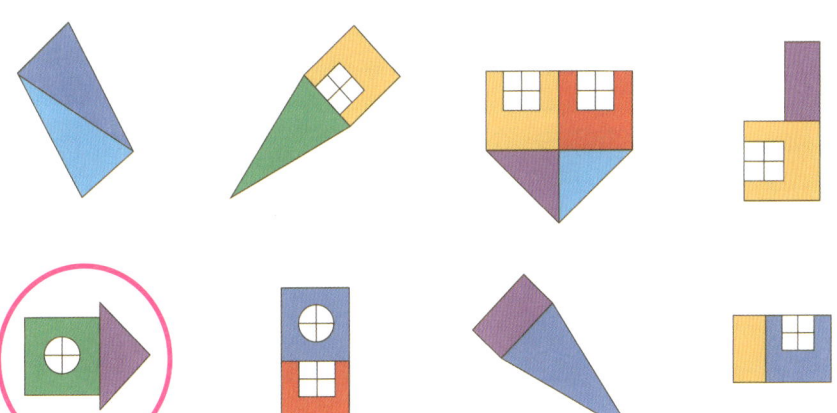

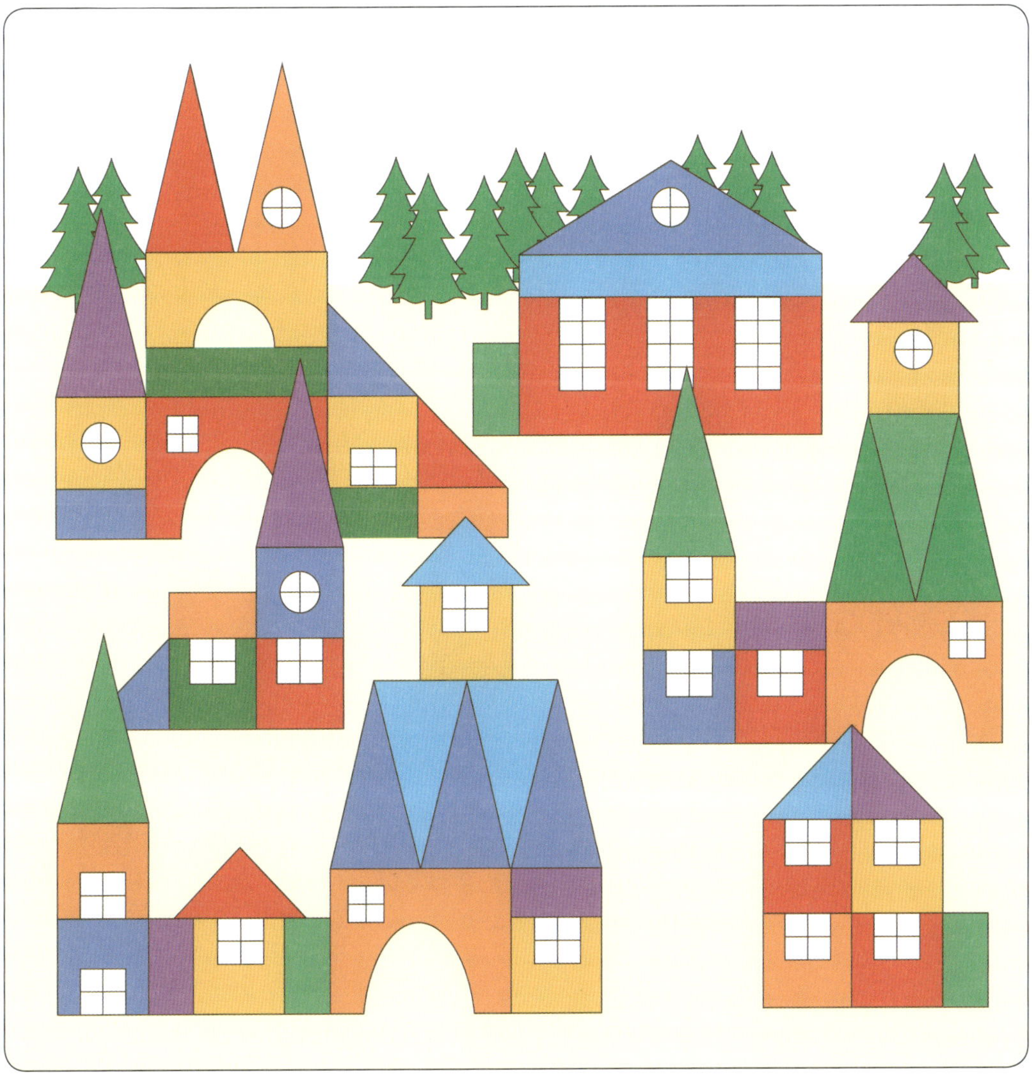

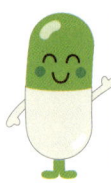 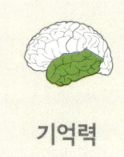

기억력

앞 장(32쪽)에서 기억하는 방법에 대해서 배워 보았습니다. 사야 할 9가지 물건을 기억하기 위해, 집안에 물건을 둔 모습을 상상하면서 외워 보았습니다. 조금 전에 상상한 모습을 다시 머릿속에 떠올려 보세요. 그리고 생각나는 물건 이름을 적어 보세요.

1. 부엌에 두어야 할 물건?

   (   ),   (   ),   (   )

2. 욕실에 두어야 할 물건?

   (   ),   (   ),   (   )

3. 옷장이 있는 안방에 두어야 할 물건?

   (   ),   (   ),   (   )

5일

날짜: _____ 년 ____ 월 ____ 일 ____ 요일   날씨: _____

시작 시각: ____ 시 ____ 분   마친 시각: ____ 시 ____ 분

주의력

다음 계산 문제를 풀어 보세요.

```
      5              16              48
  +   8          +    7          +   23
  ─────          ──────           ──────
```

```
      9              14              36
  -   5          -    8          -   17
  ─────          ──────           ──────
```

```
      3              17              22
  ×   3          ×    2          ×   15
  ─────          ──────           ──────
```

2) 6   8) 24   5) 125

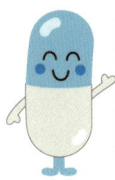 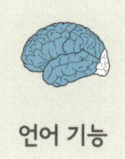 다음 글을 읽고, 일이 일어난 순서대로 빈칸에 번호를 적어 보세요.

1.

진동벨이 울리고 아이스카페라테를 받아 커피숍을 나왔다.	커피를 마시기 위해서 커피숍에 들어갔다.	점원이 진동벨을 건네주었다.	아이스카페라테 한 잔을 점원에게 주문을 했다.
	1		

2.

나도 모르게 알람을 끄고 다시 잠이 들었다.	깜짝 놀라 일어나 보니 8시 30분이다. 지각이다.	7시 30분에 알람이 울렸다.	엄마가 나를 깨운다.

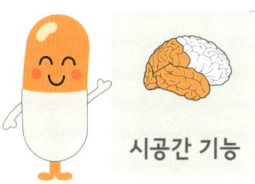
시공간 기능

다음에서 왼쪽과 오른쪽의 그림을 비교해 보세요. 달라진 부분이 있을 거예요. 어떤 부분이 이동되어 오른쪽 도형이 되었는지, 왼쪽 도형에 ◯ 표시해 보세요.

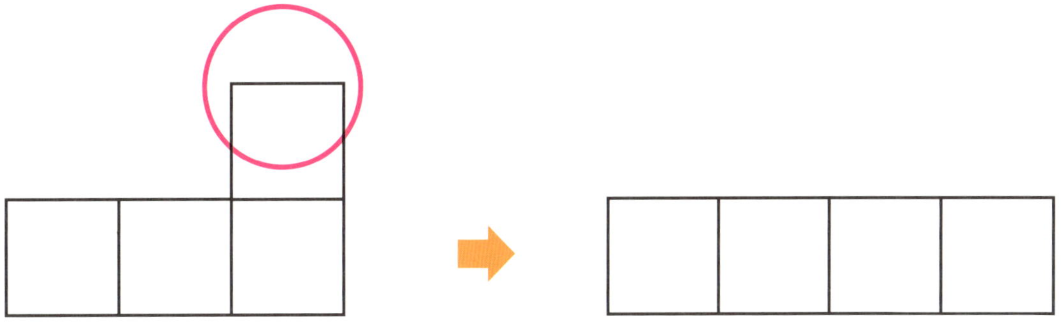

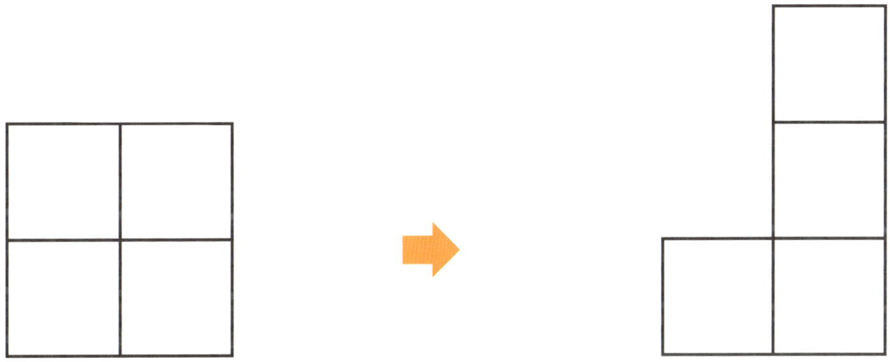

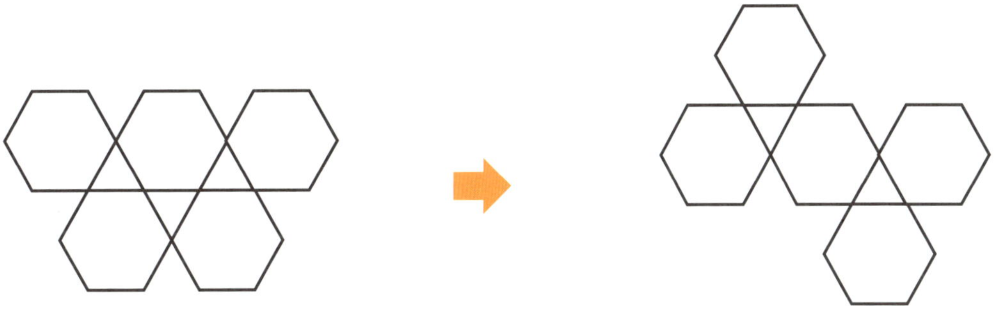

6일

날짜: _____ 년 _____ 월 _____ 일 _____ 요일   날씨: _____
시작 시각: _____ 시 _____ 분   마친 시각: _____ 시 _____ 분

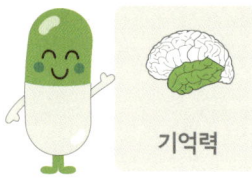

최순자 할머니가 장을 보고 계산을 하려고 하네요. 어떤 물건들을 샀는지, 계산대에 놓여 있는 물건들을 잘 기억해 두세요.

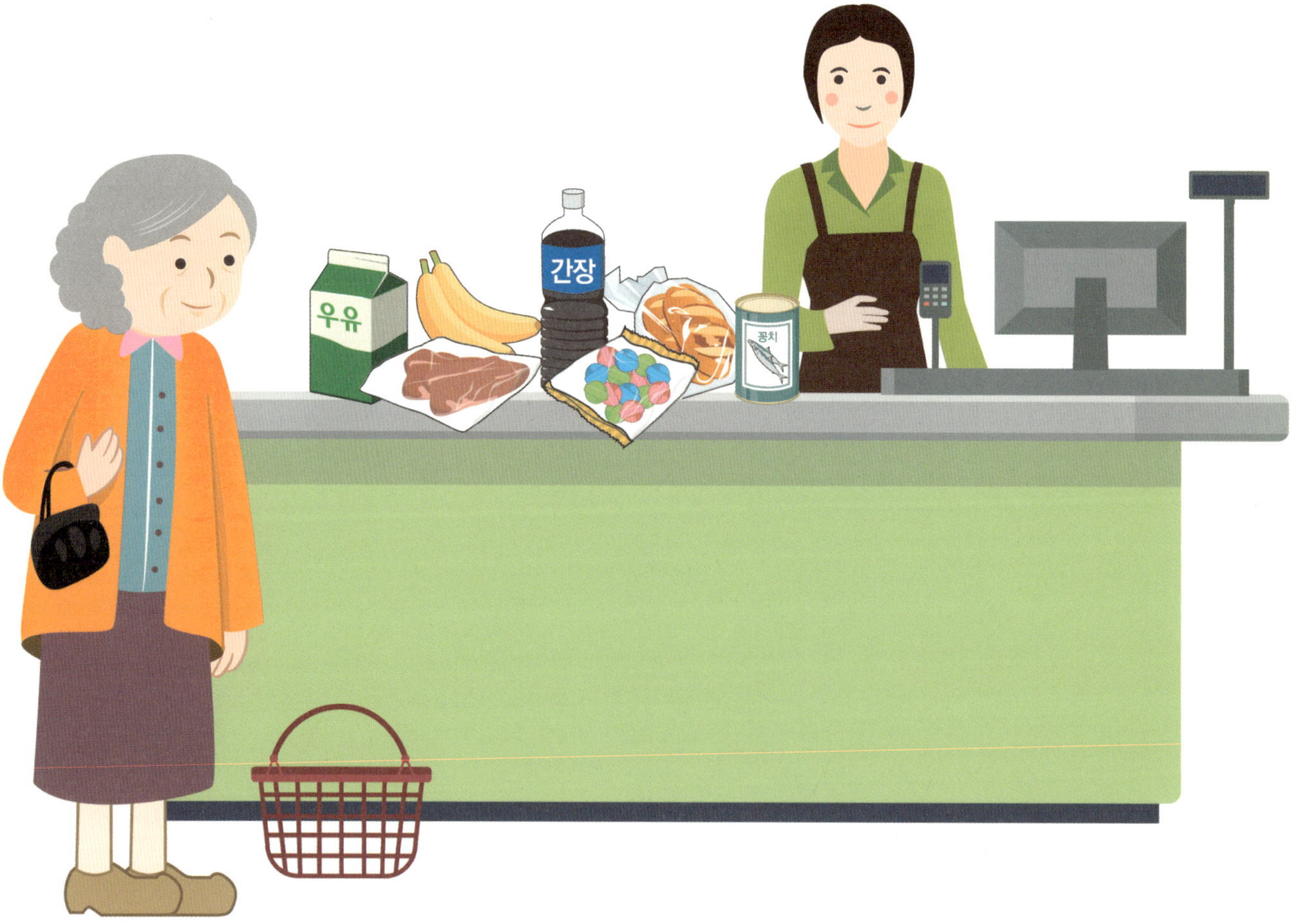

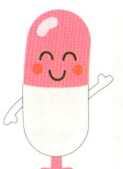

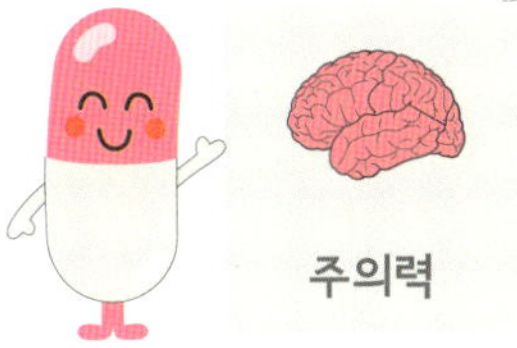

주의력

다음 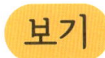와 같이 2개의 도형이 붙어 있는 곳에 □ 표시해 보세요.

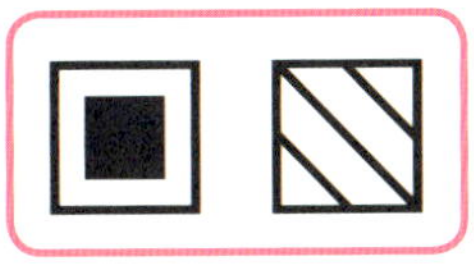

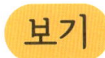 

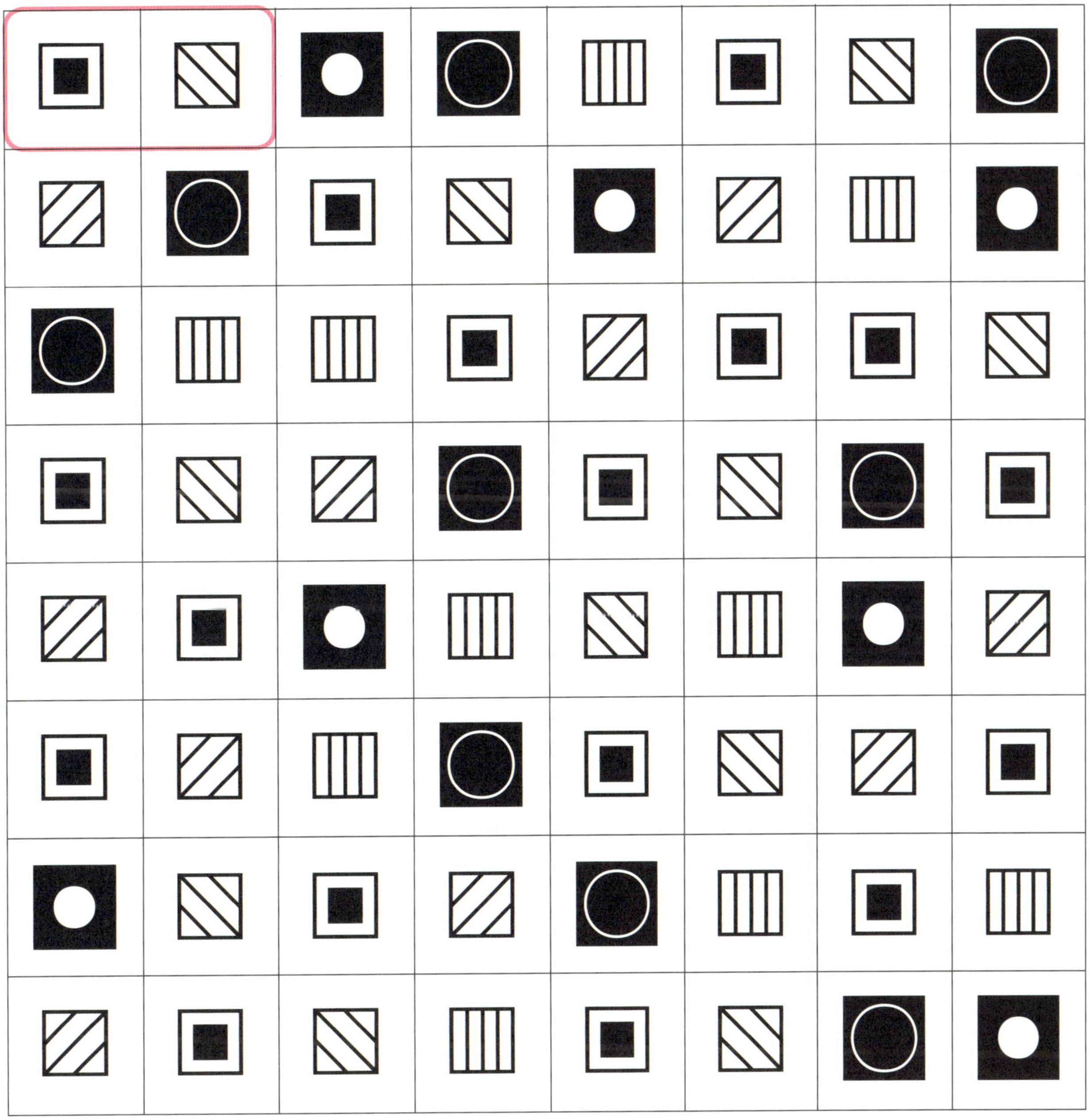

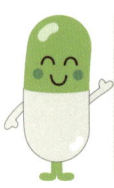 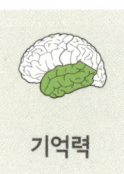

앞 장(38쪽)에서 최순자 할머니가 장을 본 물품에 모두 ◯ 표시해 보세요.

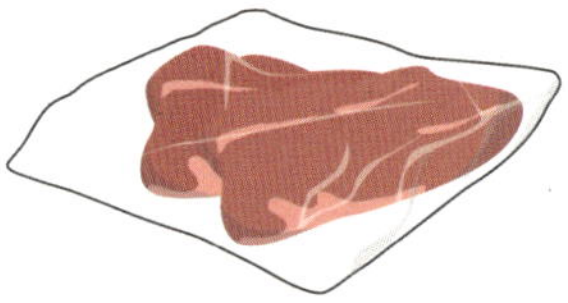

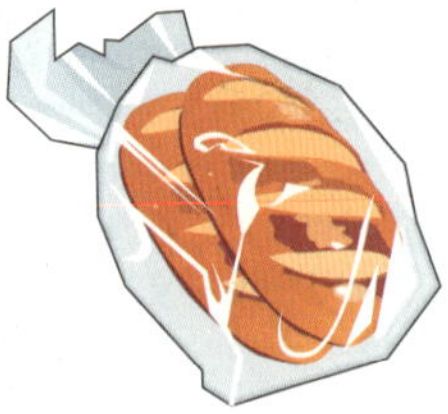

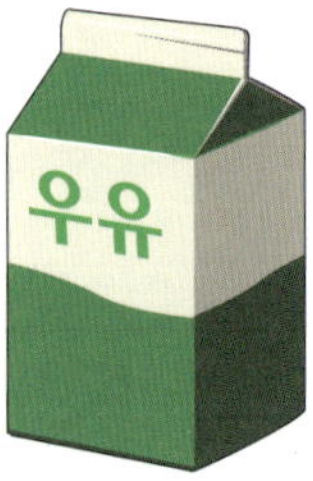

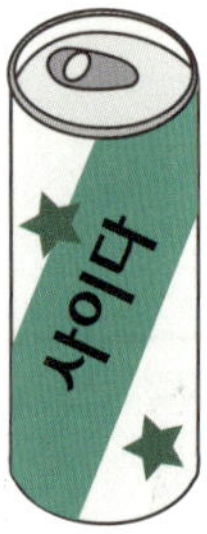

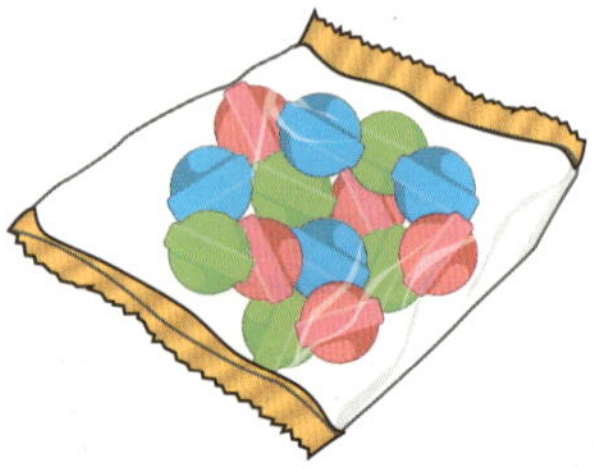

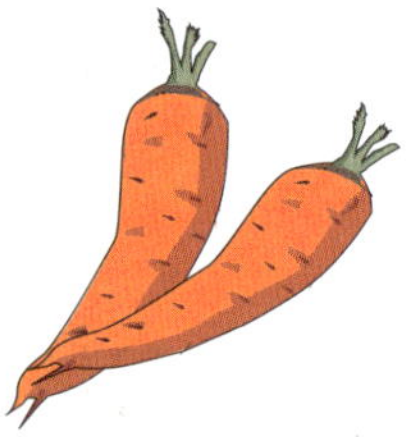

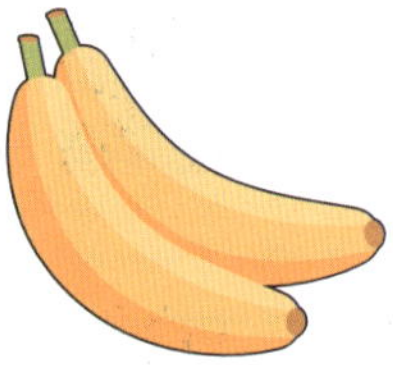

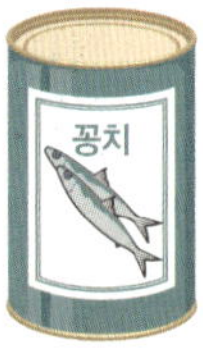

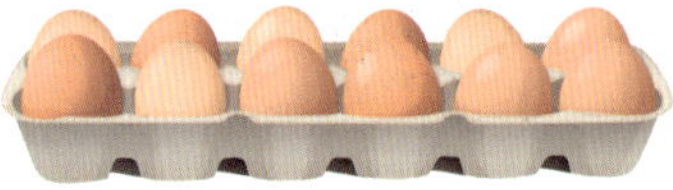

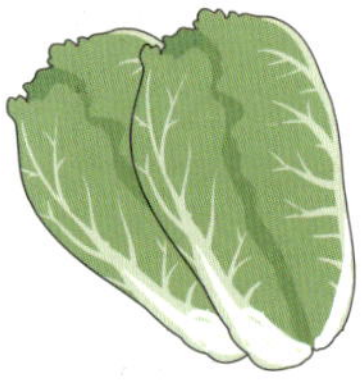

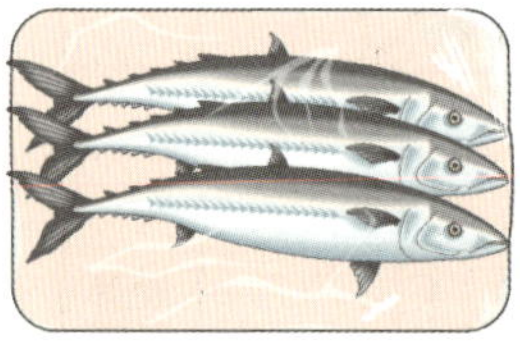

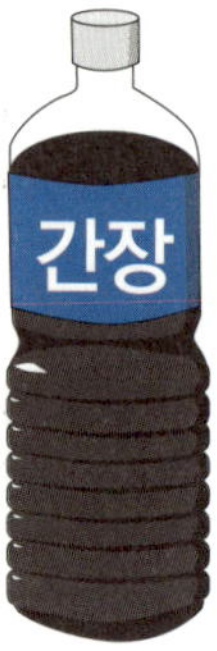

7일

날짜: _____ 년 _____ 월 _____ 일 _____ 요일   날씨: _____
시작 시각: _____ 시 _____ 분   마친 시각: _____ 시 _____ 분

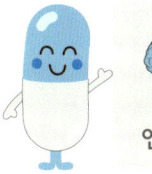 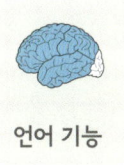

다음 질문에 알맞은 답을 찾아 ○ 표시해 보세요.

1. 귀가 안 들릴 때 사용하는 것은?   안경   보청기

2. 무게를 잴 때 사용하는 것은?   줄자   저울

3. 추울 때 사용하는 것은?   에어컨   담요

4. 손을 보호하기 위해 사용하는 것은?   장갑   양말

5. 비가 올 때 사용하는 것은?   모자   우산

6. 편지를 보낼 때 가는 곳은?   우체국   전화국

7. 설거지할 때 사용하는 것은?   고무장갑   면장갑

8. 세탁할 때 사용하는 것은?   퐁퐁   세제

9. 글자를 지울 때 사용하는 것은?   가위   지우개

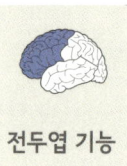

다음은 스도쿠 게임입니다. 게임 규칙을 보고 빈칸에 적절한 그림의 번호를 찾아서 적어 보세요.

게임 규칙

모든 가로 줄, 세로 줄에 4가지 모형이 한 번씩만 있어야 함

① 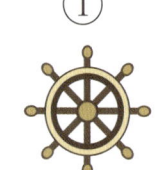 ②  ③ 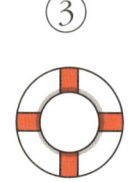 ④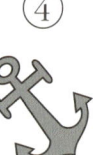

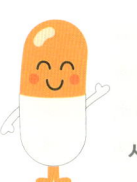 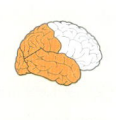

다음 보기 와 같이 국기 그림을 왼쪽으로 90도 방향으로 돌려서 그려 보세요(종이를 돌려서 확인하시면 반칙입니다).

보기

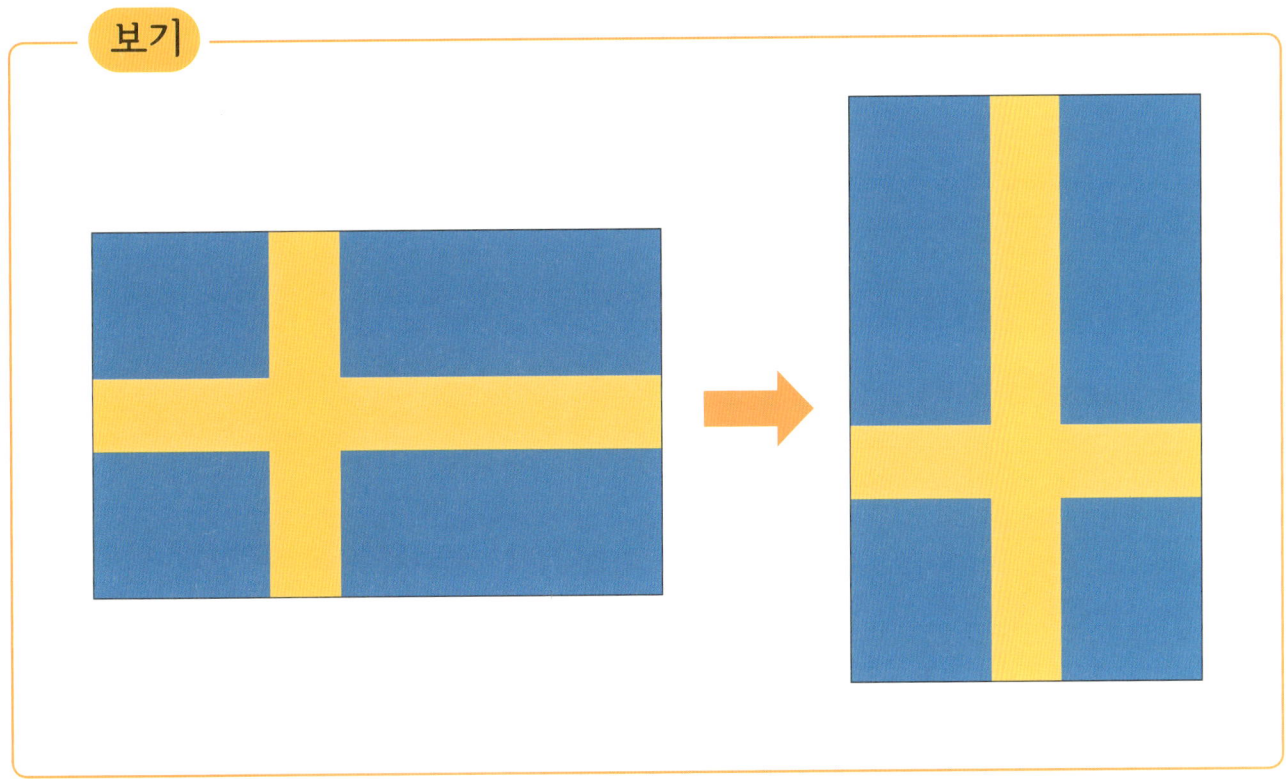

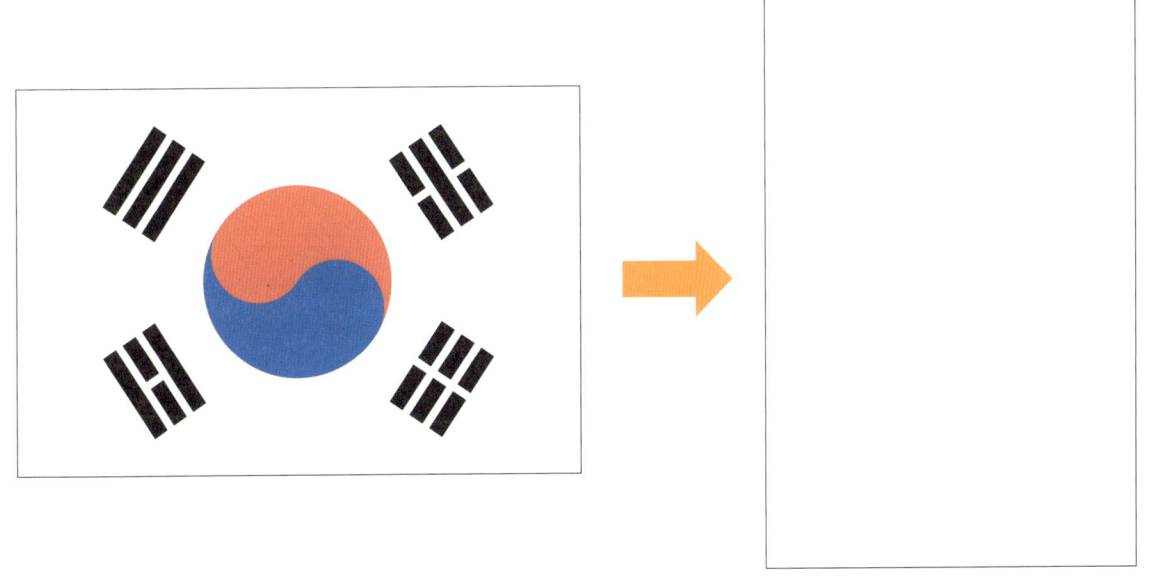

8일

날짜: ____년 ____월 ____일 ____요일 날씨: ____
시작 시각: ____시 ____분   마친 시각: ____시 ____분

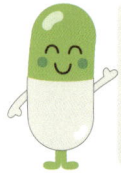 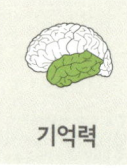
기억력

다음은 월별 제철 해산물에 대한 정보입니다. 잘 기억해 두세요.

월	해산물	월	해산물
1월	명태, 과메기	7월	갈치
2월	꼬막, 삼치	8월	전복
3월	주꾸미	9월	굴, 대하
4월	미더덕	10월	게, 해삼
5월	장어, 멍게	11월	꽁치, 가리비
6월	다슬기	12월	아귀, 도미

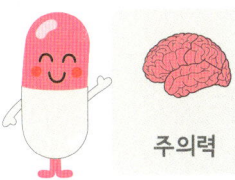

다음 글을 잘 읽고 해당 국기에 ◯ 표시해 보세요.

십자가 모양이 있고, 십자가의 두 직선 길이가 달라야 해요. 그리고 대각선이 없어야 하고, 3가지 이상의 색깔이 있으면 안 돼요.

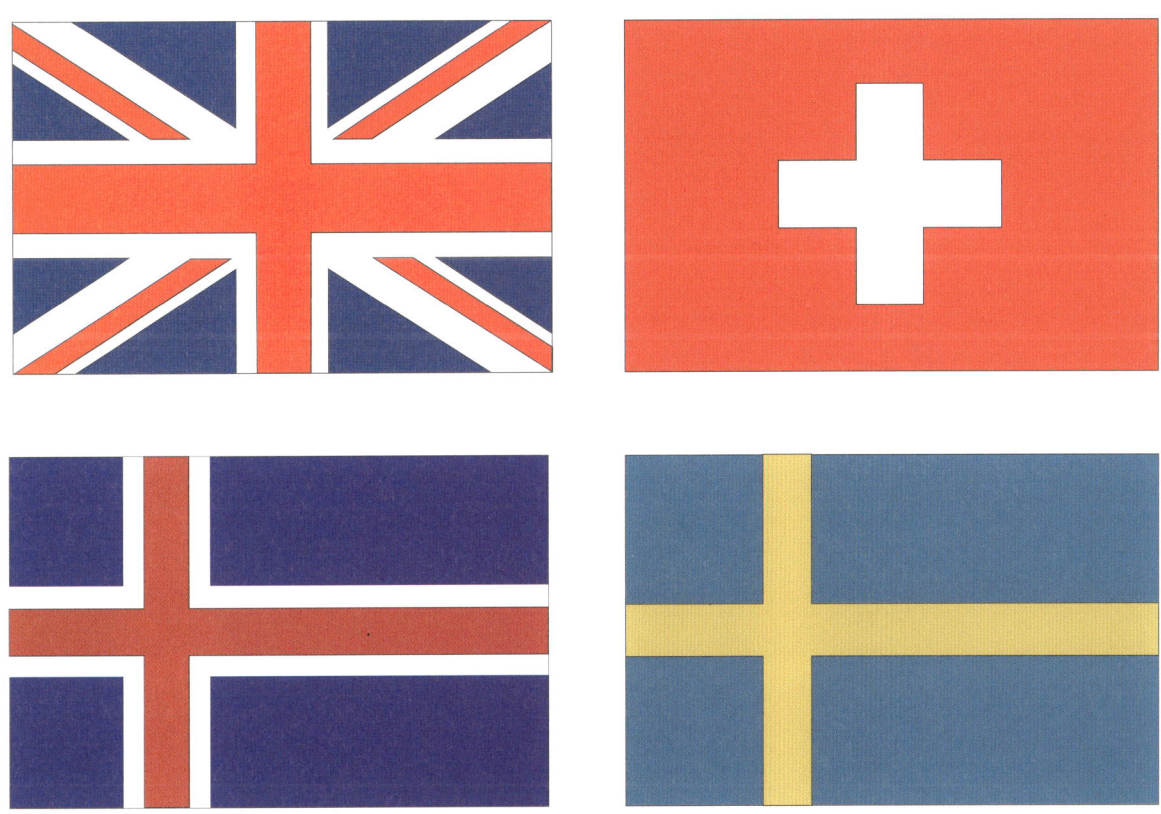

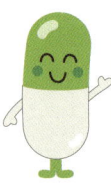 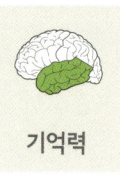

기억력

앞 장(44쪽)에서 보았던 월별 제철 해산물을 잘 기억하여 바르게 연결해 보세요.

1월 •	• 굴, 대하
2월 •	• 게, 해삼
3월 •	• 미더덕
4월 •	• 전복
5월 •	• 아귀, 도미
6월 •	• 주꾸미
7월 •	• 꽁치, 가리비
8월 •	• 갈치
9월 •	• 꼬막, 삼치
10월 •	• 명태, 과메기
11월 •	• 다슬기
12월 •	• 장어, 멍게

(1월 — 명태, 과메기 연결됨)

46

9일

날짜: _____ 년 ___ 월 ___ 일 ___ 요일 날씨: _____
시작 시각: ___ 시 ___ 분   마친 시각: ___ 시 ___ 분

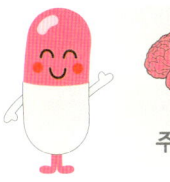 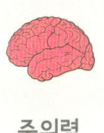
주의력

다음 빈칸에 1~9까지 중복되지 않게 한 번씩만 빈칸에 적어 보세요.

1	9	
		5
4		2

	6	
4		2
	9	

이번에는 한글 가, 나, 다, 라, 마, 바, 사, 아, 자, 차, 카, 타를 중복되지 않게 한 번씩만 빈칸에 적어 보세요.

나			
	마		
바		자	카

아			마
		나	
	가		

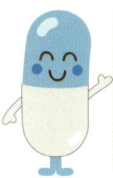 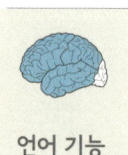 다음 보기 와 같이 제시된 글자로 2행시, 3행시를 지어 보세요.

> **보기**
>
> **사** 랑하는 후손을 위해
> **자** 연 보호는 필수이다.

1.
   소
   식

2.
   대
   나
   무

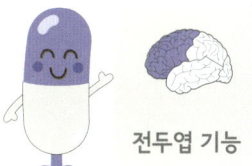
전두엽 기능

다음 보기 의 규칙을 적용하여 아래 빈칸에 들어갈 기호를 적어 보세요.

1. 보기
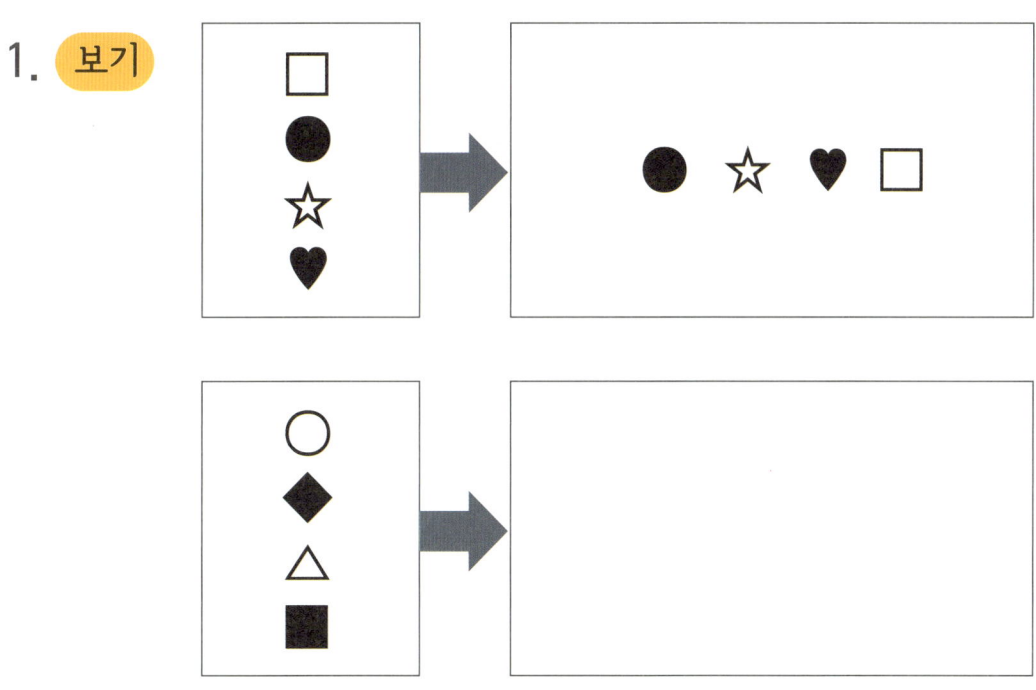

2. 보기
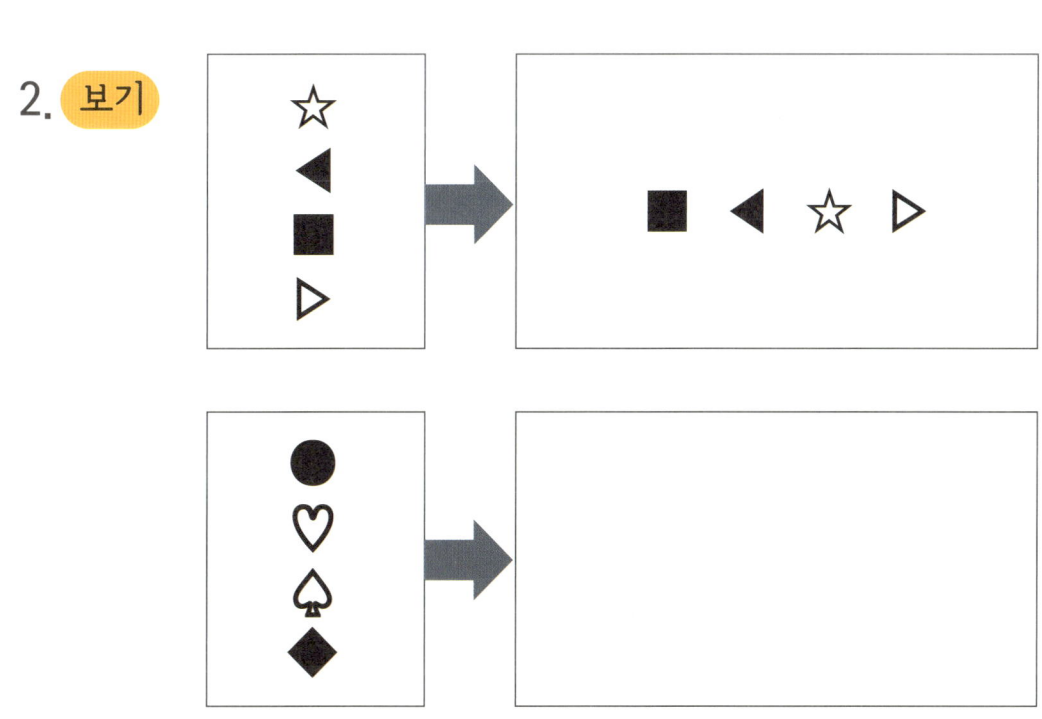

10일

날짜: _____ 년 _____ 월 _____ 일 _____ 요일 날씨: _____
시작 시각: _____ 시 _____ 분 마친 시각: _____ 시 _____ 분

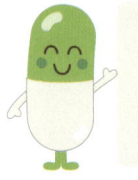
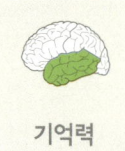
기억력

오늘은 윤동주 시인의 멋진 시를 한 편 읽고 외워 보겠습니다. 큰 소리로 시를 읽은 후, 아래에 적어 보면서 기억해 두세요.

별 헤는 밤

별 하나에 추억과
별 하나에 사랑과
별 하나에 쓸쓸함과
별 하나에 동경과
별 하나에 시와
별 하나에 어머니, 어머니

별 하나에 _____
_____ _____ _____
_____ _____ _____
_____ _____ _____
_____ _____ _____
_____ _____ , _____

■ 시의 반복되는 구절에 붙는 핵심 단어 6개를 잘 기억해 두세요.

| 추억 | 사랑 | 쓸쓸함 |
| 동경 | 시 | 어머니 |

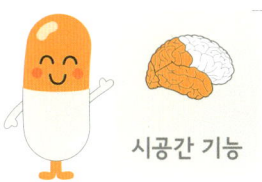

다음 두개의 퍼즐 조각은 아래 큰 퍼즐의 일부분입니다. 이 조각이 큰 퍼즐에 각각 몇 개씩 있는지 개수를 적어 보세요. 표시를 하면서 세어 보세요.

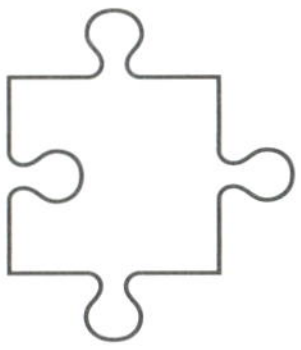

( ) 개 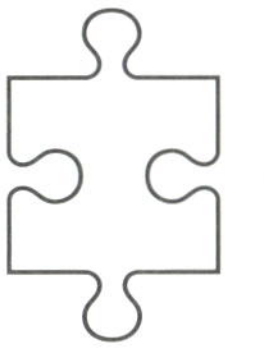   ( ) 개

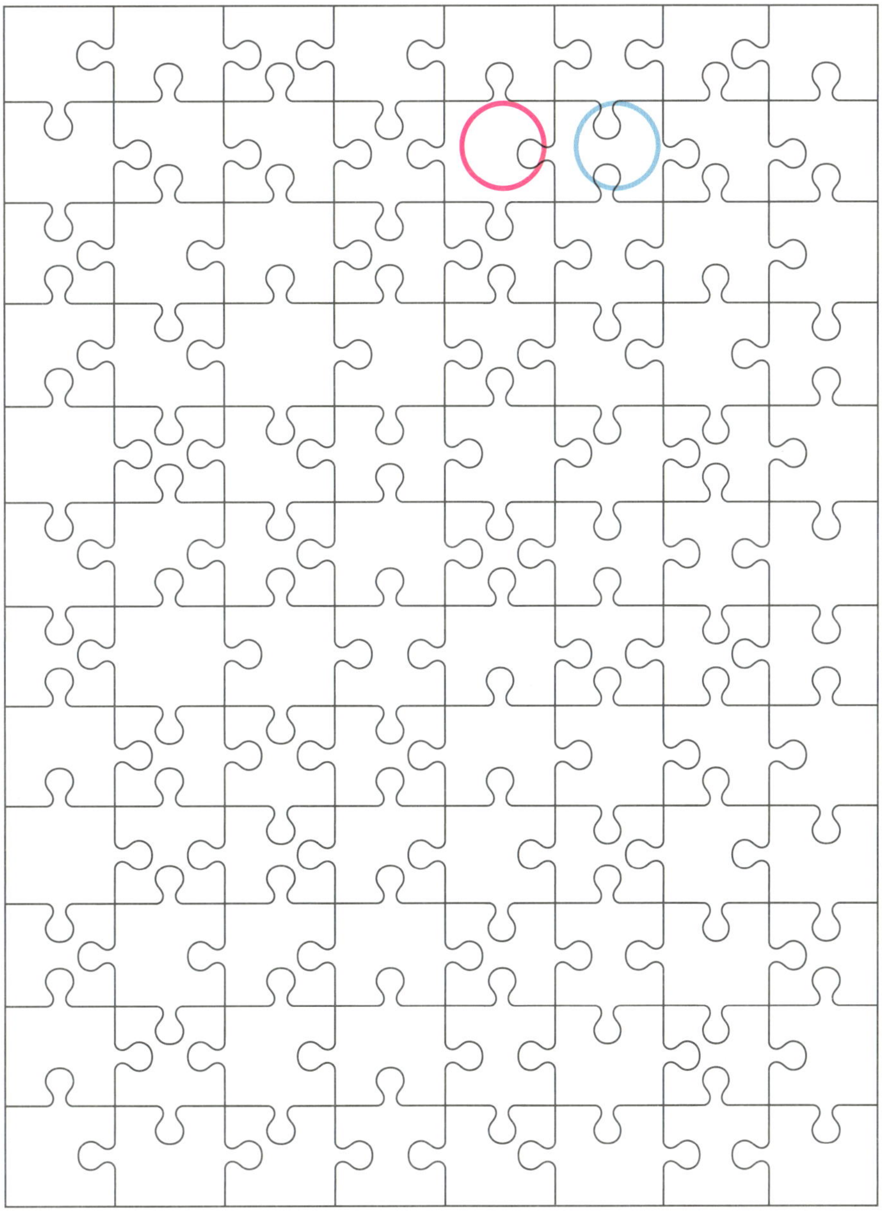

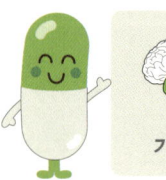
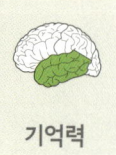
기억력

앞 장(50쪽)에서 윤동주 시인의 「별 헤는 밤」 시를 읽고 외워 보았습니다. 시를 떠올리며 빈칸에 알맞은 단어를 적어 보세요.

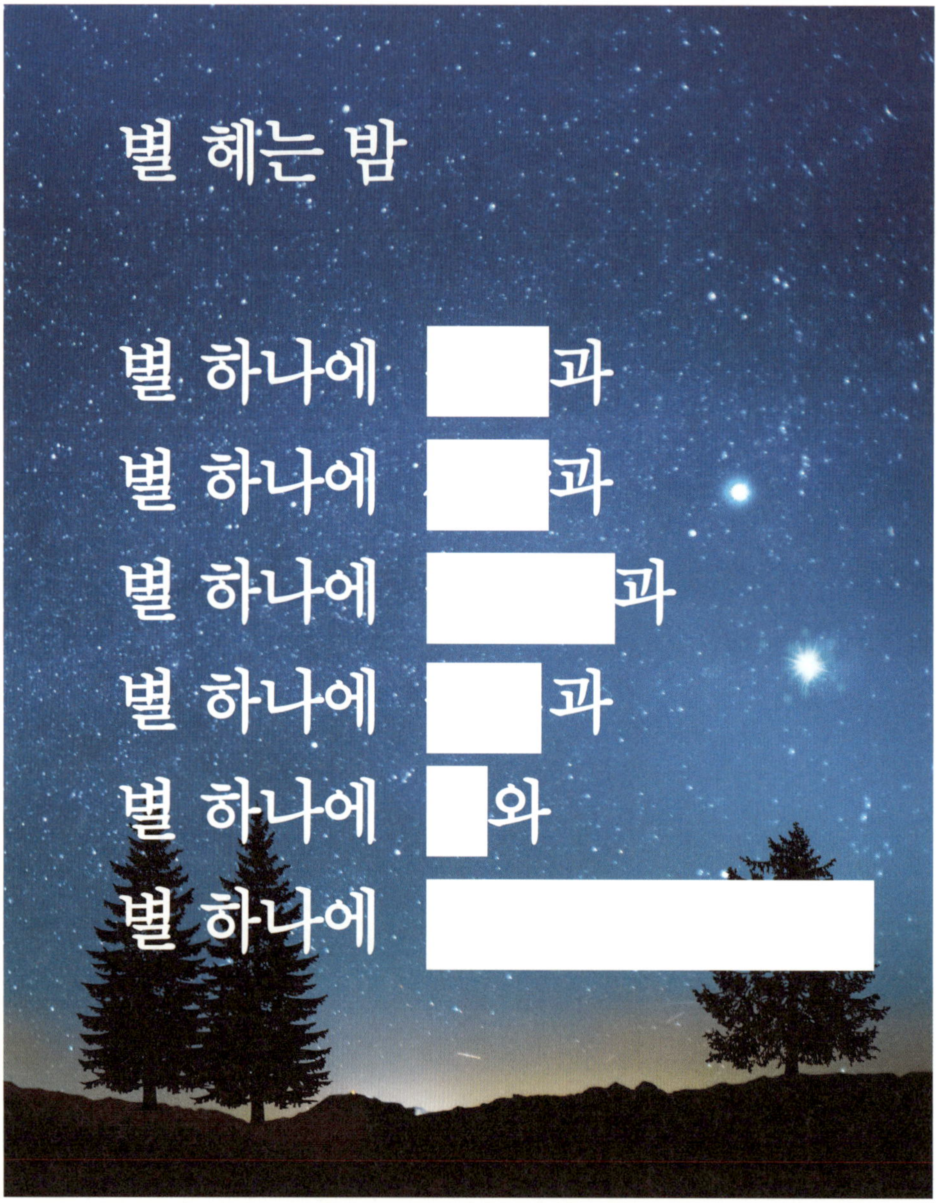

별 헤는 밤

별 하나에 ☐과
별 하나에 ☐과
별 하나에 ☐☐과
별 하나에 ☐과
별 하나에 ☐와
별 하나에 ☐☐☐

✱ 멋진 시를 기억해 두었다가 친구나 가족에게 소개해 주세요. 손 편지도 좋고 핸드폰 메시지도 좋습니다. 한 번 더 반복하여 암기한다면 오래 기억에 남을 수 있어요.

11일

날짜: ____ 년 __ 월 __ 일 __ 요일 날씨: ____
시작 시각: __ 시 __ 분   마친 시각: __ 시 __ 분

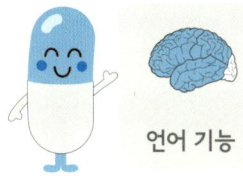

다음 세 글자 단어가 완성되도록 선으로 연결해 보세요.

장	자	폰
도	드	물
나	의	감
비	난	잎
핸	행	기
시	냇	장
창	뭇	력

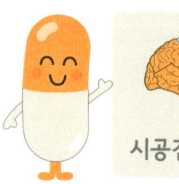# 시공간 기능

다음 색종이를 펼치면 어떤 모양이 될지, 알맞은 모양을 찾아 선으로 연결해 보세요.

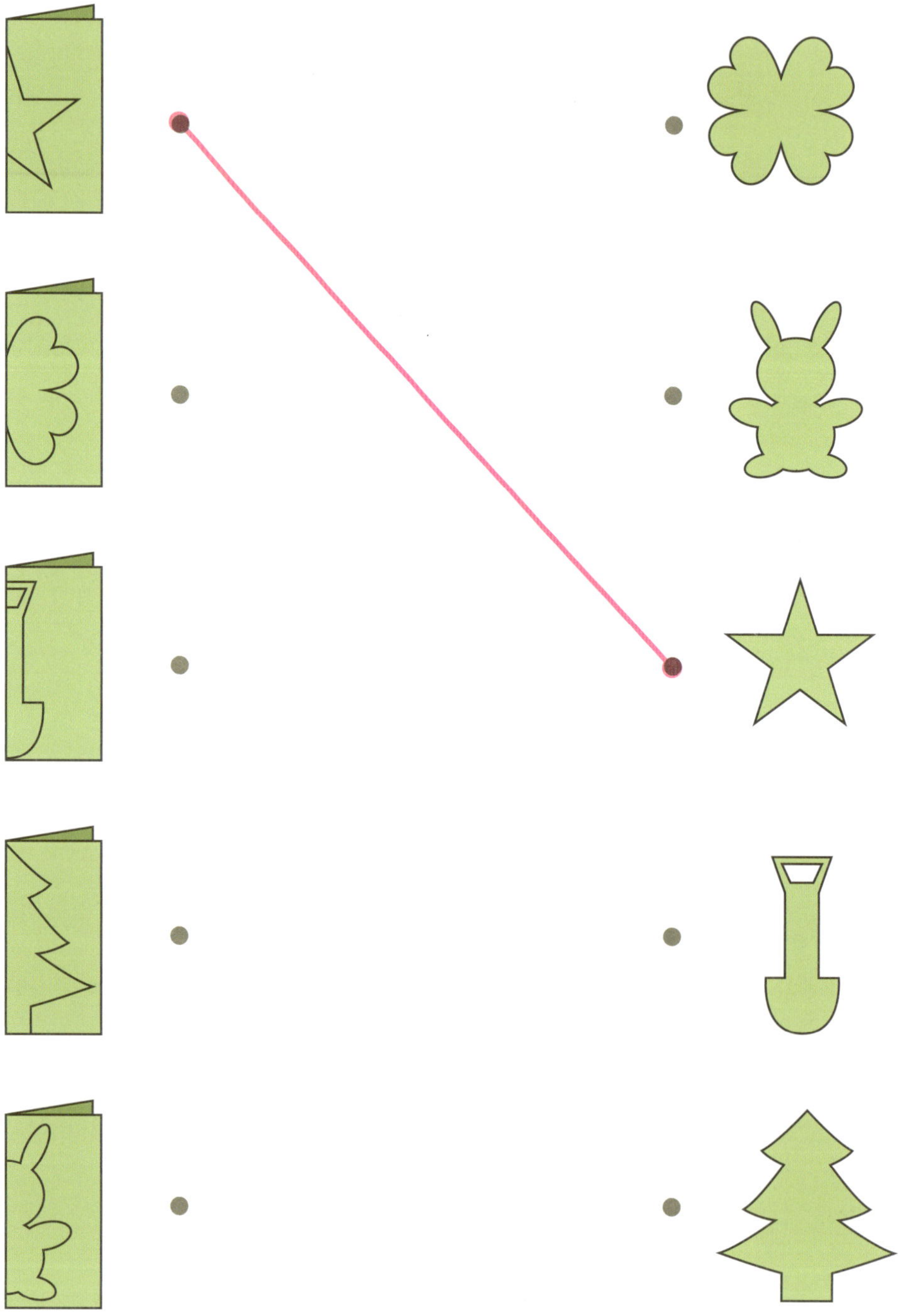

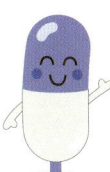 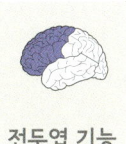 전두엽 기능

다음 글자들의 변화를 보면서 규칙을 찾고, 빈칸에 들어갈 단어를 자유롭게 적어 보세요.

다람쥐 ➔ 별 ➔ 사슴 ➔ 고구마 ➔ 삶 ➔

볼펜 ➔ (   ) ➔ 공 ➔ 노래 ➔

케이크 ➔ (   ) ➔ 빨강 ➔ 물고기

➔ 낮 ➔ (   )

*규칙: (   )

12일

날짜: _____ 년 _____ 월 _____ 일 _____ 요일   날씨: _____
시작 시각: _____ 시 _____ 분   마친 시각: _____ 시 _____ 분

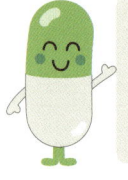 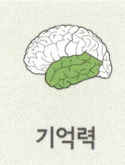
기억력

버섯은 치매를 예방하는 데 좋은 음식 중 하나입니다. 다음에는 여러 종류의 버섯들이 소개되고 있습니다. 버섯의 모양과 이름을 잘 보고 기억해 두세요.

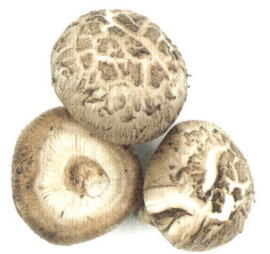

표고버섯

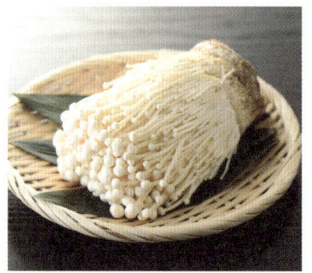

팽이버섯

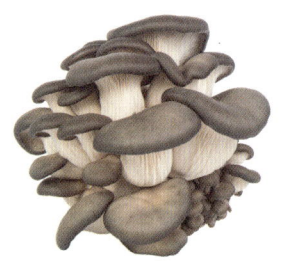

느타리버섯

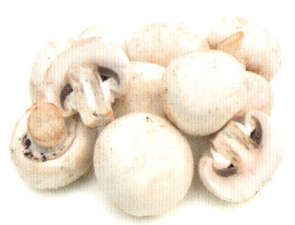

양송이버섯

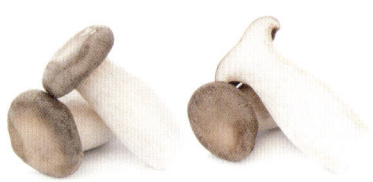

새송이버섯

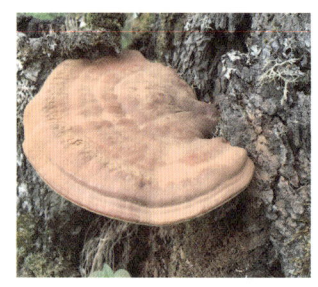

영지버섯

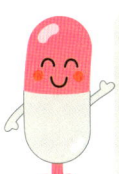 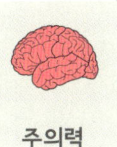

주의력

다음 표에는 요일이 다양하게 적혀 있습니다. 수요일에만 모두 ◯ 표시해 보세요.

월요일	목요일	화요일	수요일	화요일	일요일	금요일
금요일	화요일	월요일	토요일	수요일	목요일	토요일
화요일	토요일	화요일	금요일	일요일	목요일	수요일
일요일	금요일	수요일	월요일	목요일	월요일	금요일
월요일	수요일	일요일	목요일	화요일	토요일	월요일
목요일	월요일	토요일	일요일	수요일	일요일	화요일
토요일	수요일	목요일	금요일	화요일	월요일	수요일

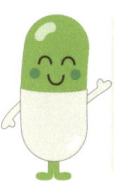 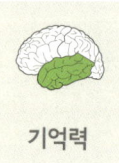

앞 장(56쪽)에서 기억한 버섯을 잘 떠올리며, 빈칸에 버섯의 이름을 적어 보세요.

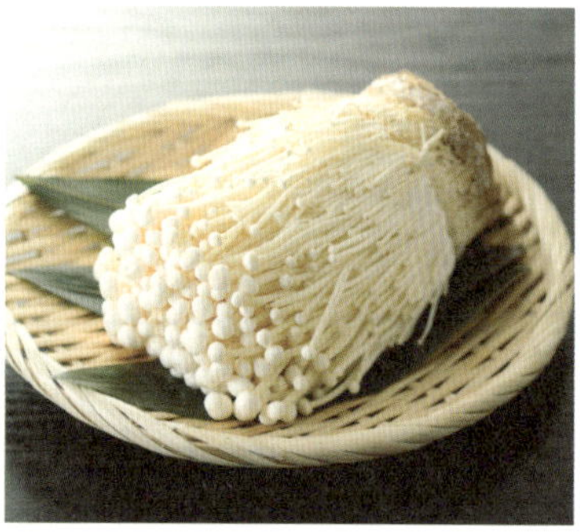

( )   ( )

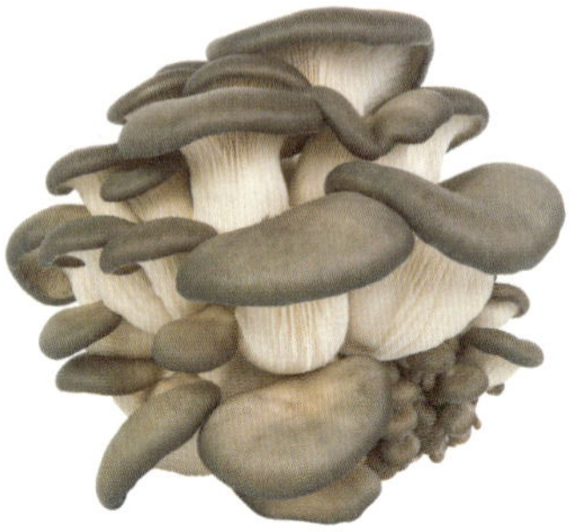

( )   ( )

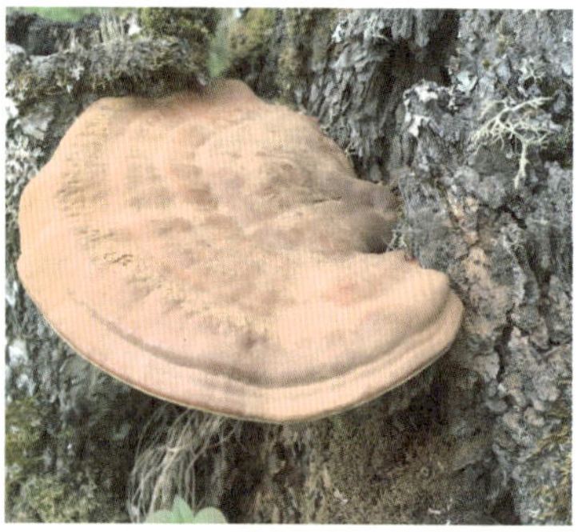

( )   ( )

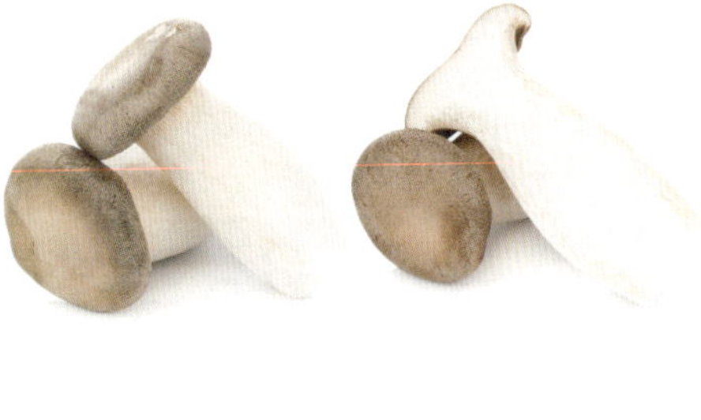

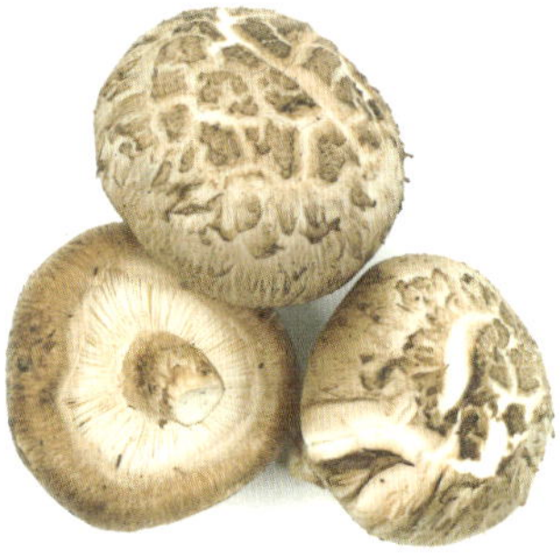

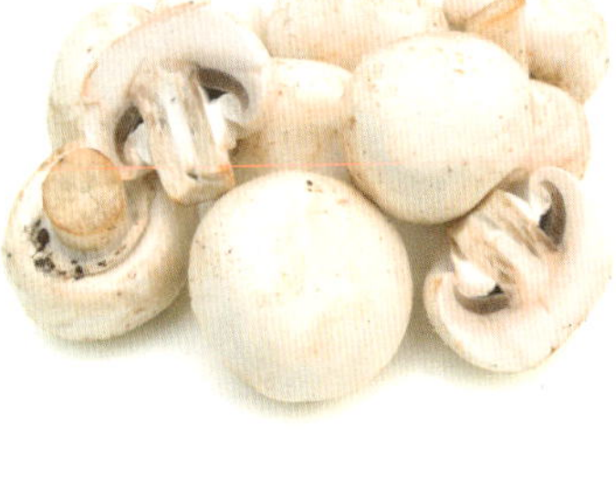

13일

날짜: _____ 년 _____ 월 _____ 일 _____ 요일   날씨: _____
시작 시각: _____ 시 _____ 분   마친 시각: _____ 시 _____ 분

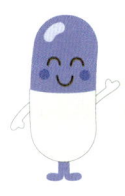 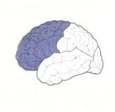
전두엽 기능

다음 상황에서 해결책을 적어 보세요.

1. 건물 안에서 탄 냄새가 자꾸 나요. 어디에서 불이 난 것인지 알 수가 없어요. 어떻게 해야 할까요?

2. 길을 가다가 갑자기 쓰러진 사람이 있어요. 내가 제일 먼저 발견한 것 같아요. 어떻게 해야 할까요?

3. 전화가 왔는데 말투도 이상하고, 개인 정보나 은행과 관련한 정보를 요구합니다. 아무래도 보이스피싱 같아요. 어떻게 해야 할까요?

4. 통장으로 출처를 알 수 없는 돈이 입금된 것을 확인했어요. 어떻게 해야 할까요?

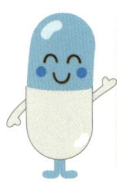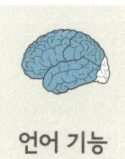

언어 기능

다음 보기 와 같이 제시된 단어들 중 관련이 없는 단어를 골라 X 표시해 보세요.

보기

고양이   개   말   ~~머리~~   호랑이

1. 소파   의자   주전자   책상   탁자

2. 글러브   배트   공   헬멧   골대

3. 바나나   배추   오이   무   당근

4. 브레이크   상향등   사이드미러   페달   방향지시등

5. 벚꽃   개나리   양파   국화   무궁화

6. 중국   일본   대만   홍콩   영국

7. 기타   드럼   첼로   바이올린   비올라

8. 파스타   리소토   필라프   피자   스시

주의력

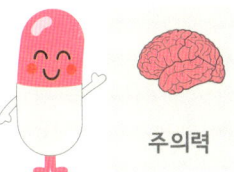

다음 숫자를 순서대로 이어서 그림을 완성해 보세요.

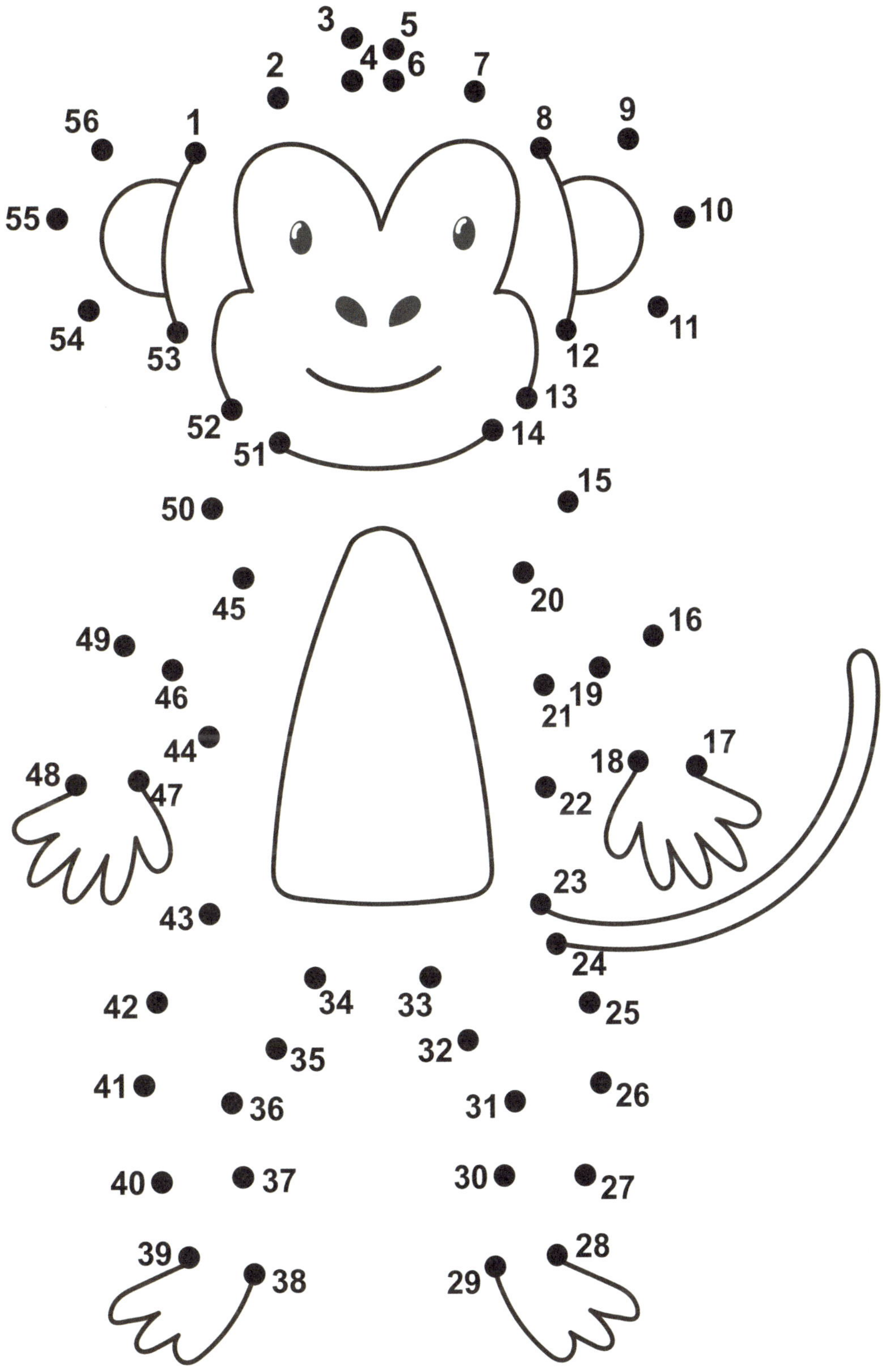

14일

날짜: _____년 ___월 ___일 ___요일   날씨: _____
시작 시각: ___시 ___분   마친 시각: ___시 ___분

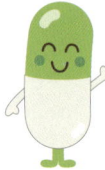 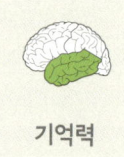
기억력

다음의 영화 포스터와 영화 제목 및 정보를 잘 기억해 두세요. 또한 영화를 보았던 때를 한번 떠올려 보며 추억해 보세요.

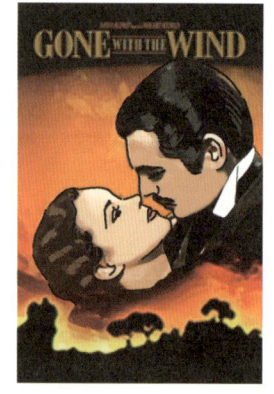

바람과 함께 사라지다(1939년도 제작)
- 보신 적 있나요? (   )
- 언제, 어디서 보셨나요? (   )
- 누구와 보셨나요? (   )

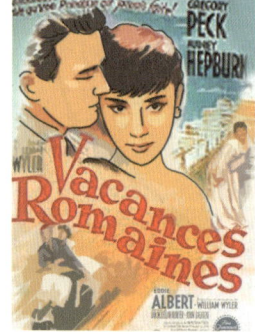

로마의 휴일(1953년도 제작)
- 보신 적 있나요? (   )
- 언제, 어디서 보셨나요? (   )
- 누구와 보셨나요? (   )

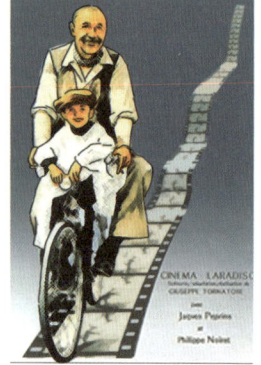

시네마 천국(1988년도 제작)
- 보신 적 있나요? (   )
- 언제, 어디서 보셨나요? (   )
- 누구와 보셨나요? (   )

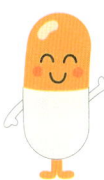 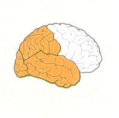

다음 그림이 완성되려면 어떤 그림이 들어가야 할지 적절한 번호를 골라서 괄호 안에 적어 보세요.

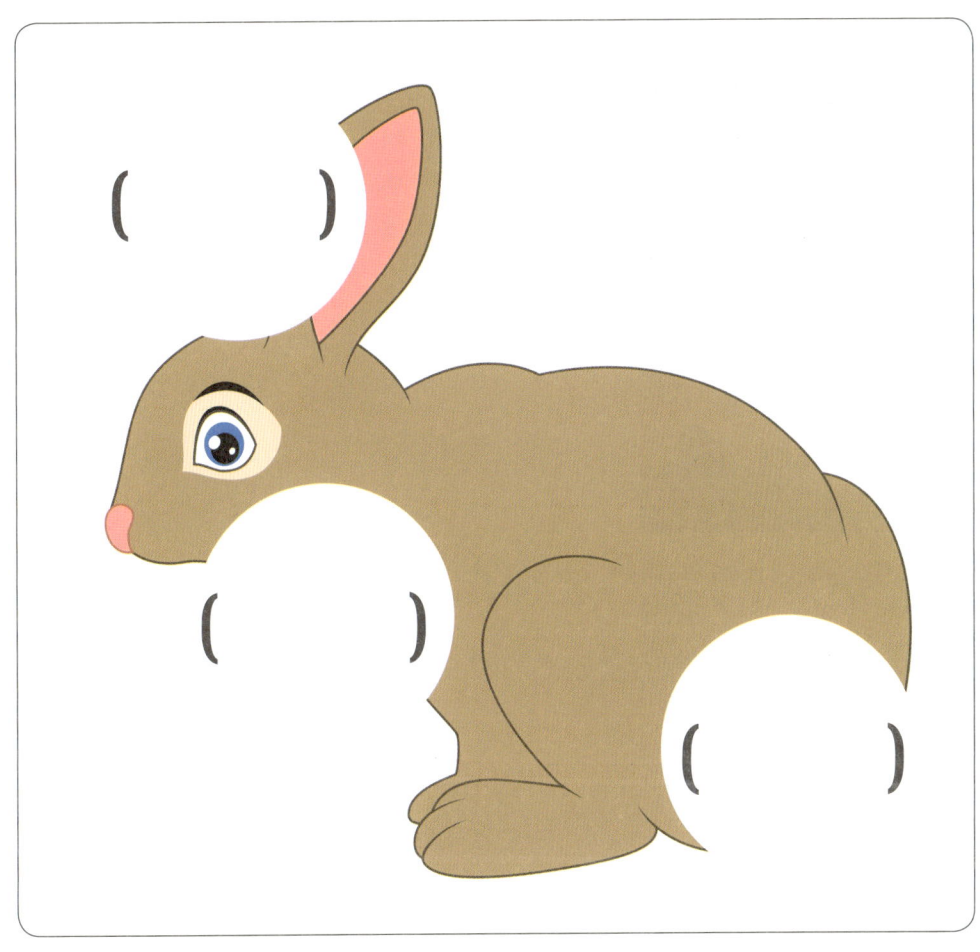

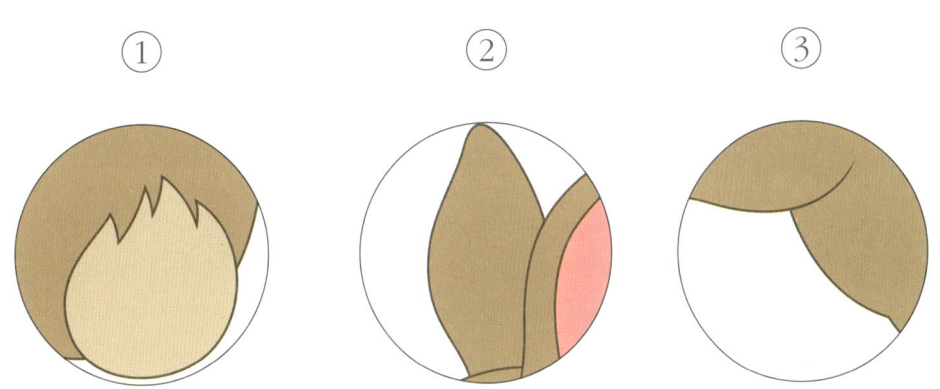

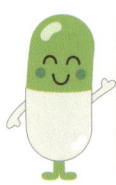 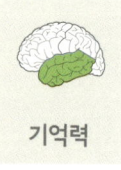 기억력

앞 장(62쪽)에서 본 영화 포스터를 떠올리며, 빈칸을 채워 보세요.

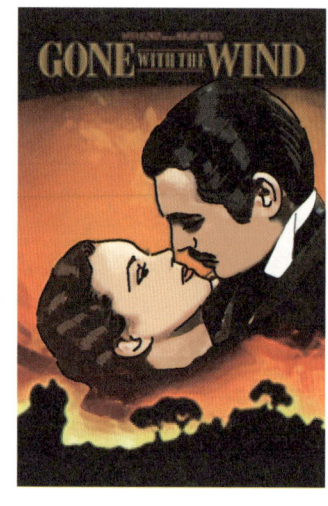

(　　　) 과 함께 사라지다

(　　　)년도 제작

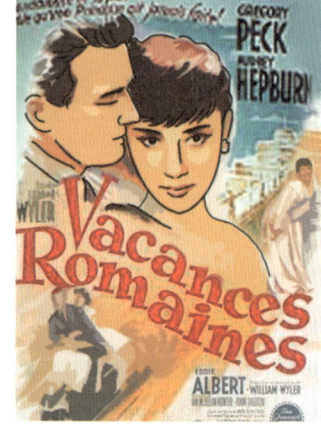

로마의 (　　　　)

(　　　)년도 제작

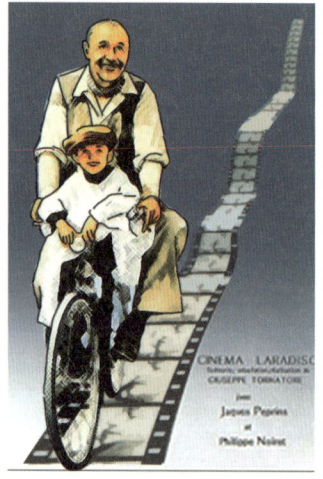

(　　　　) 천국

(　　　)년도 제작

15일

날짜: _____ 년 ____ 월 ____ 일 ____ 요일 날씨: _____
시작 시각: ____ 시 ____ 분   마친 시각: ____ 시 ____ 분

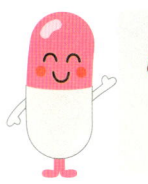 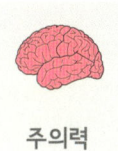

주의력

다음 그림 중에서 보기 와 같이 기울어져 있는 우산을 모두 찾아 ○ 표시하고, 개수도 적어 보세요.

(   ) 개

보기

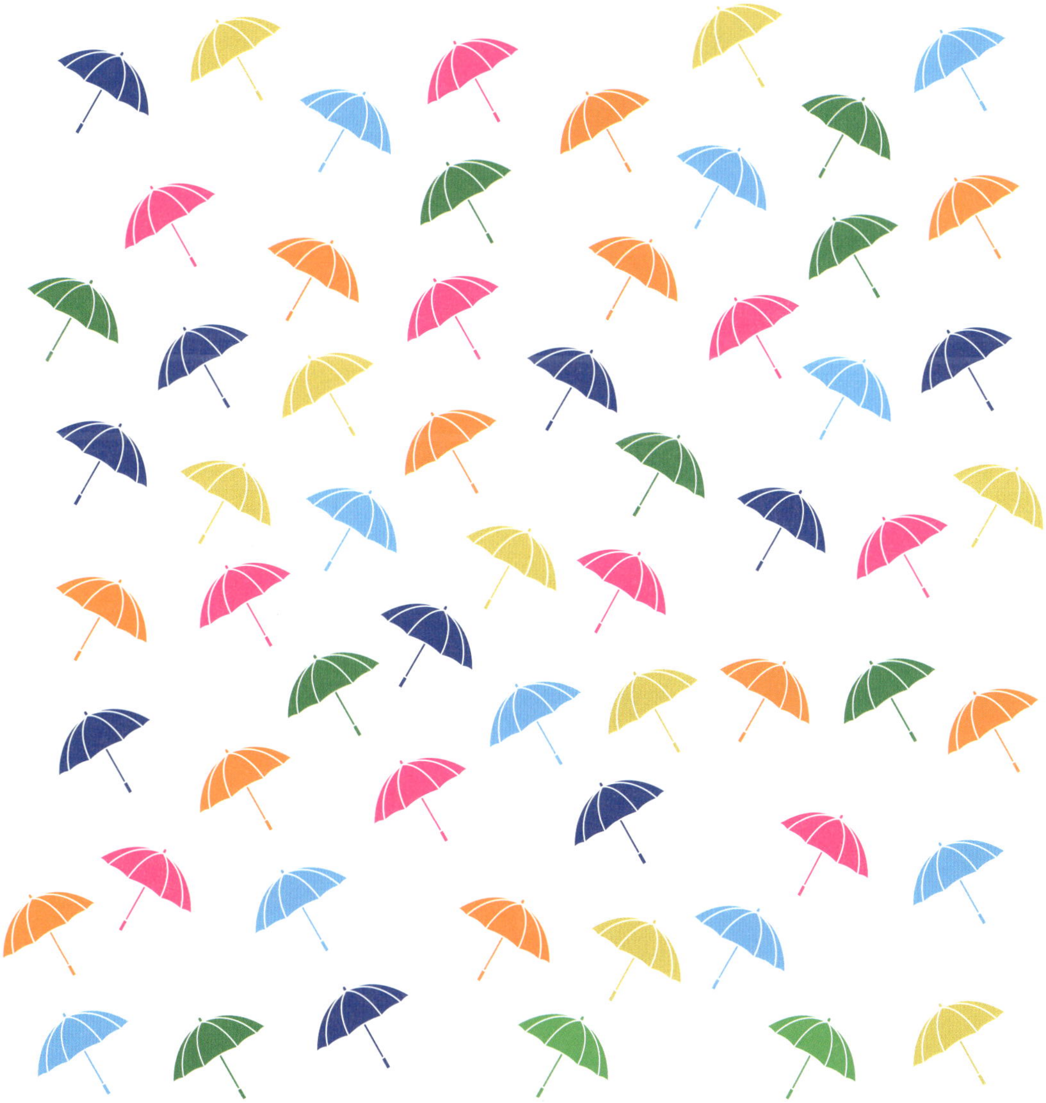

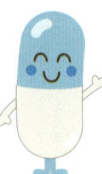 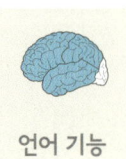

언어 기능

다음 보기 와 같이 제시된 글자로 끝나는 단어를 적어 보세요.

보기

| 선 | 동선 | 수선 | 광선 | 수송선 |

| 니 | | | | |

| 이 | | | | |

| 자 | | | | |

| 정 | | | | |

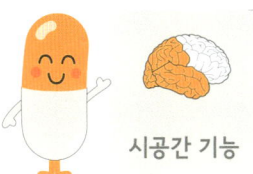 다음 그림을 잘 보고 빈칸에 들어갈 알맞은 그림 조각의 번호를, 괄호 안에 적어 보세요.

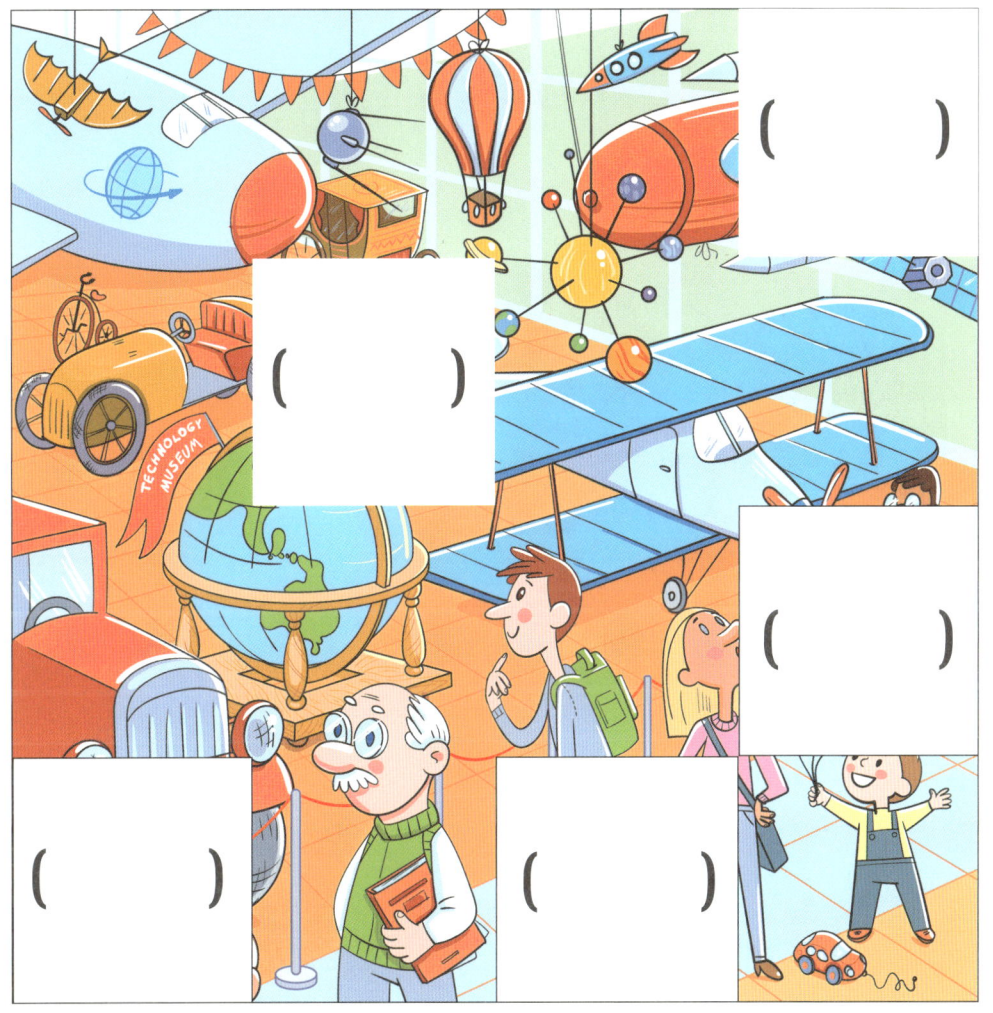

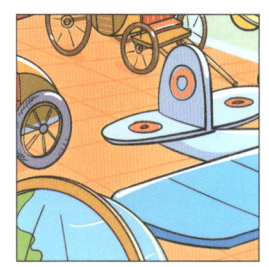
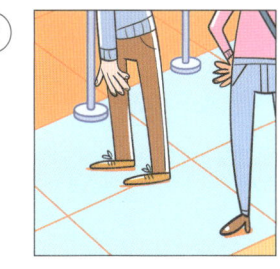
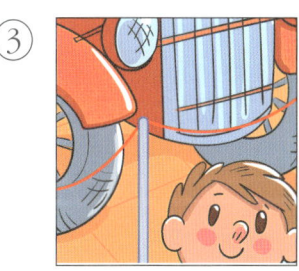
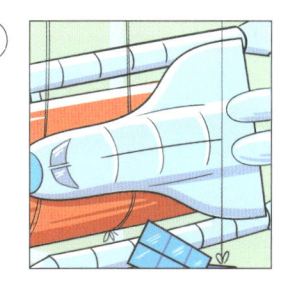
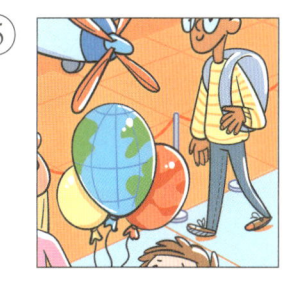

16일

날짜: _____년 ___월 ___일 ___요일 날씨: _____
시작 시각: ___시 ___분   마친 시각: ___시 ___분

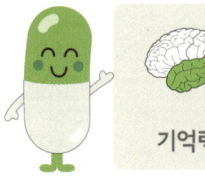
기억력

오늘은 뇌에 대해서 공부를 해 보겠습니다. 아래에 보이는 뇌는 왼쪽 옆에서 본 모습입니다. 이마엽, 관자엽, 마루엽, 뒤통수엽을 합쳐서 대뇌라고 하고, 그 아래에 있는 작은 뇌를 소뇌라고 합니다.

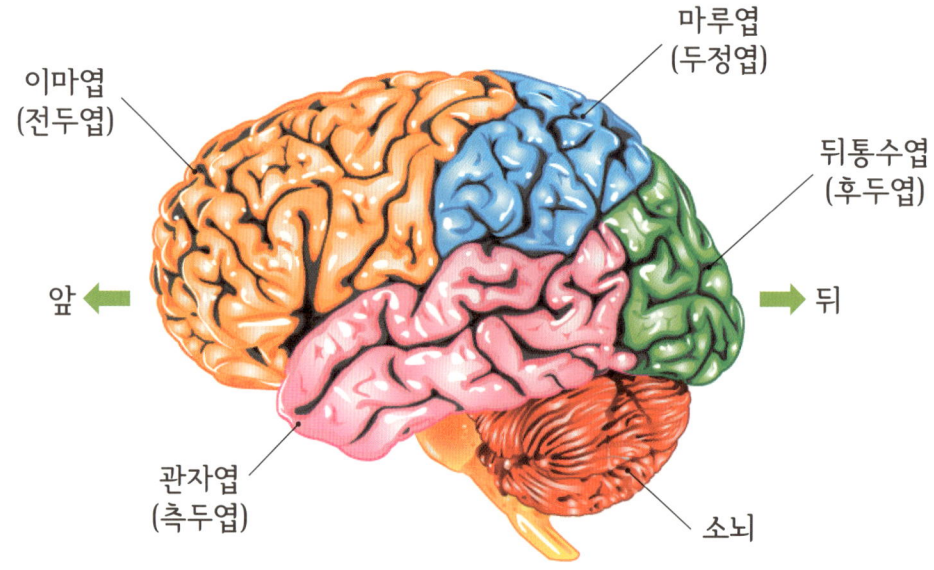

대뇌: 인지 기능
- 이마엽: 판단과 결정 능력
- 마루엽: 길 찾기 능력
- 관자엽: 기억력
- 뒤통수엽: 시각 기능

소뇌: 균형 능력

* 우리는 〈365 브레인 피트니스〉를 통해 대뇌의 인지 기능을 강화하는 훈련을 하고 있어요. 기억력을 담당하고 있는 관자엽을 활용하여 위 그림을 통해 뇌의 부위별 이름과 위치, 그리고 각각의 기능을 기억해 보세요.

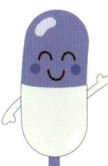 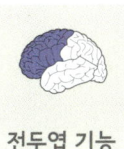

다음의 4개 그림이 가로나 세로 한 줄에 1개씩만 들어갈 수 있도록 보기를 참고하여 아래 빈칸에 이름을 적어 보세요.

빵 무당벌레 모자 돼지

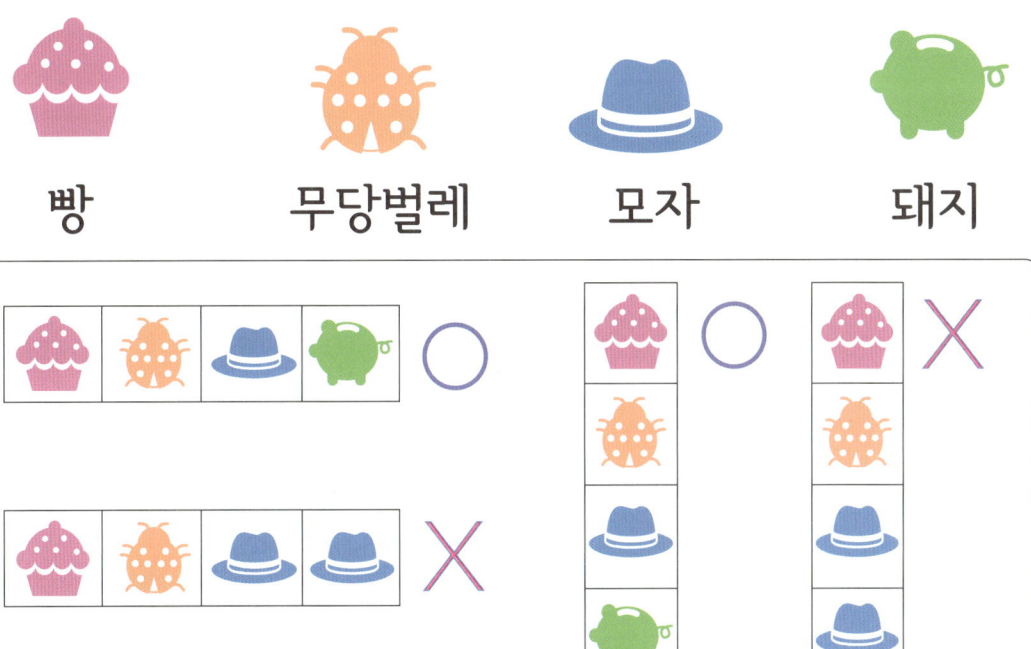

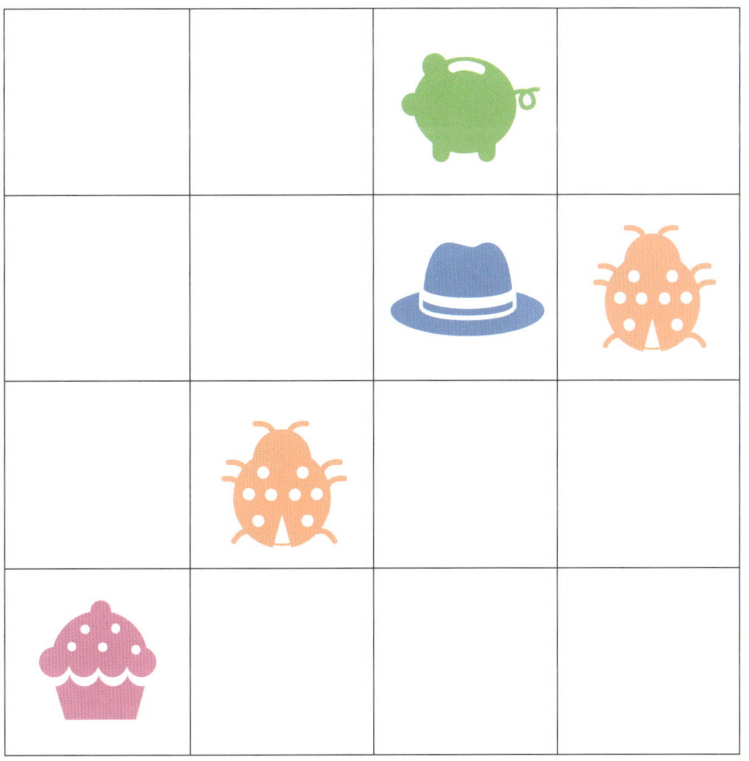

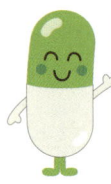 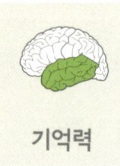
기억력

앞 장(68쪽)에서 뇌 그림을 보면서 뇌의 이름과 위치, 기능을 기억해 보았습니다. 각각의 이름과 그 기능을 연결하고, 뇌 그림에 각 부위의 번호를 적어 보세요.

1. 이마엽(전두엽) •   • 길 찾기 능력

2. 마루엽(두정엽) •   • 기억력

3. 관자엽(측두엽) •   • 판단과 결정 능력

4. 뒤통수엽(후두엽) •   • 균형 능력

5. 소뇌 •   • 시각 기능

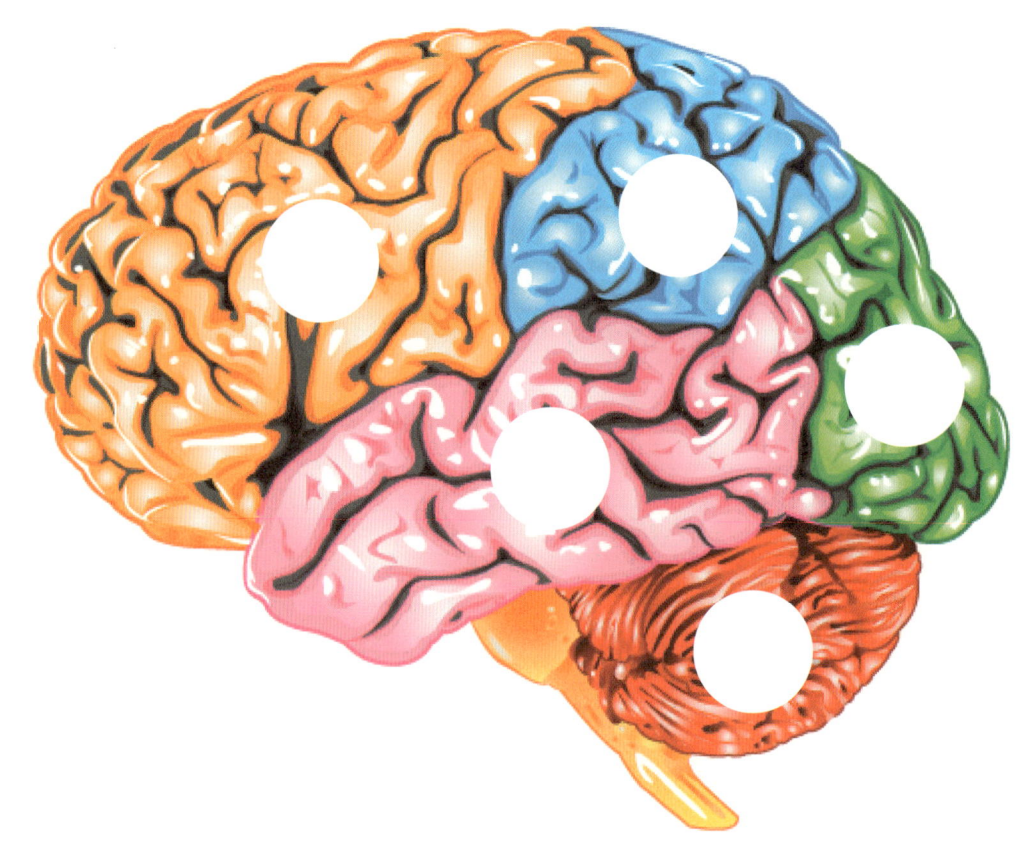

17일

날짜: _____ 년 _____ 월 _____ 일 _____ 요일   날씨: _____
시작 시각: _____ 시 _____ 분   마친 시각: _____ 시 _____ 분

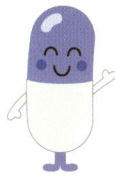 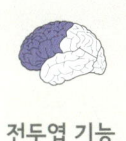
전두엽 기능

다음의 이야기를 읽고 문제를 풀어 보세요.

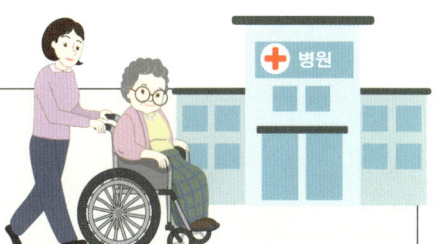

영신이는 할머니를 모시고 병원에 왔습니다. 할머니는 오늘 여러 과의 진료가 예정되어 있습니다. 신경과 진료는 10시 40분이고, 정형외과 진료는 11시 20분, 안과 진료는 오후 1시입니다. 안과 진료 20분 전에 시력 검사를 받도록 안내 받았습니다.

- 병원 도착 시간은 10시 20분입니다.
- 병원 내 어느 위치에서든 목적지까지 이동 시간은 5분입니다.
- 각 과에서 진료 시간은 10분입니다.

1. 영신이와 할머니는 몇 시에 시력 검사를 받아야 할까요?

   (   )

2. 영신이와 할머니는 정형외과 진료 후 점심 식사를 하려고 합니다. 점심 식사를 하는 데 몇 시간 몇 분을 사용할 수 있을까요?

   (   )

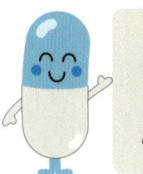
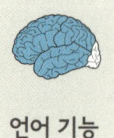

언어 기능

다음은 끝말잇기 게임입니다. 빈칸을 채워 보세요. (단, 단어 중 끝 글자가 반복되어 나오지 않도록 주의하세요. 답은 다양하게 나올 수 있습니다.)

| 기온 | → | 온실 | → | | → | |

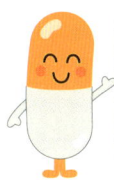 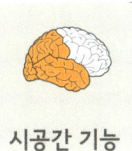

다음 그림에서 날개 방향이 모두 오른쪽인 것만 찾아 ○ 표시해 보세요.

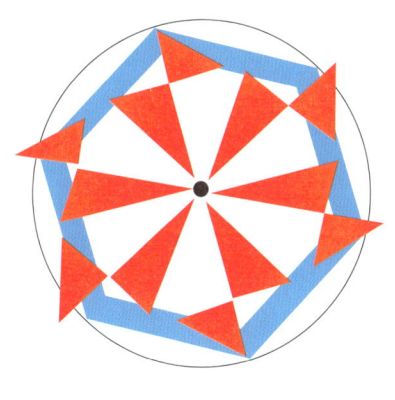 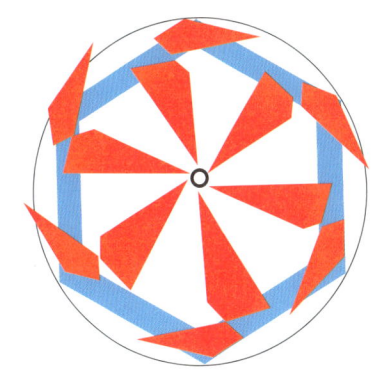

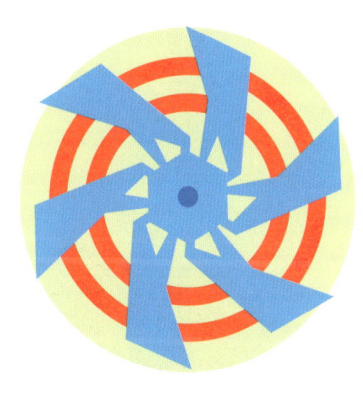 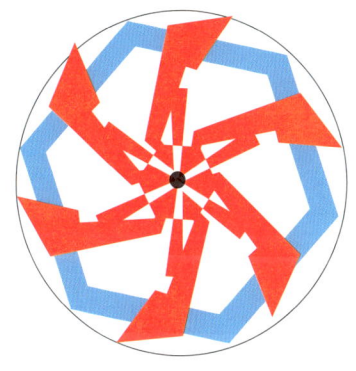

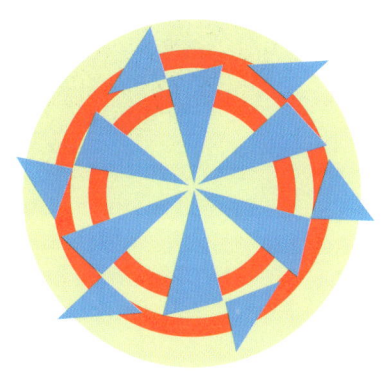 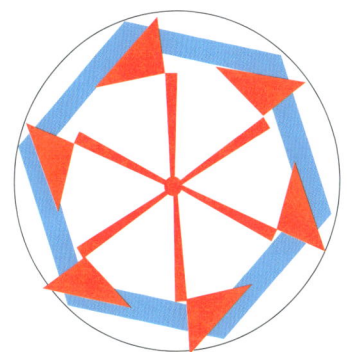

18일

날짜: _____ 년 _____ 월 _____ 일 _____ 요일   날씨: _____
시작 시각: _____ 시 _____ 분   마친 시각: _____ 시 _____ 분

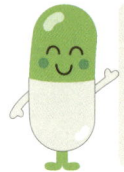 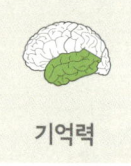 다음은 타조에 대한 설명입니다. 설명을 잘 읽고, 기억해 두세요.

나는 타조예요. 새 중에서 가장 큰 새지요.
비가 잘 오지 않고 짧은 풀이 자라는 건조한 초원에서 살아요.
목이 기다랗고, 눈이 얼굴 양옆에 크게 있어 넓고 먼 곳까지 볼 수 있어요.
나는 조류이지만 날지를 못해요.
그래도 적이 나타나면 긴 다리로 엄청 빨리 달릴 수 있어요. 1시간에 약 70km까지 갈 수 있어 치타도 나를 따라잡을 수 없지요.
그리고 나는 알을 낳아요.
새알 중에서는 제일 크답니다.

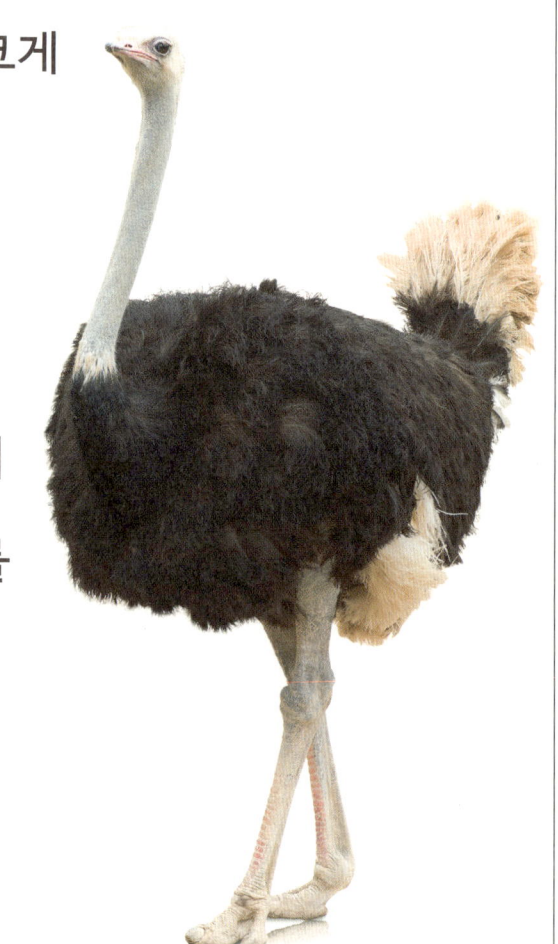

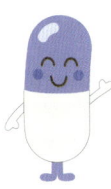 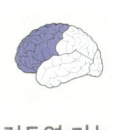

전두엽 기능

다음 ?에 들어갈 카드가 무엇인지 보기 에서 찾아 선을 연결해 보세요.

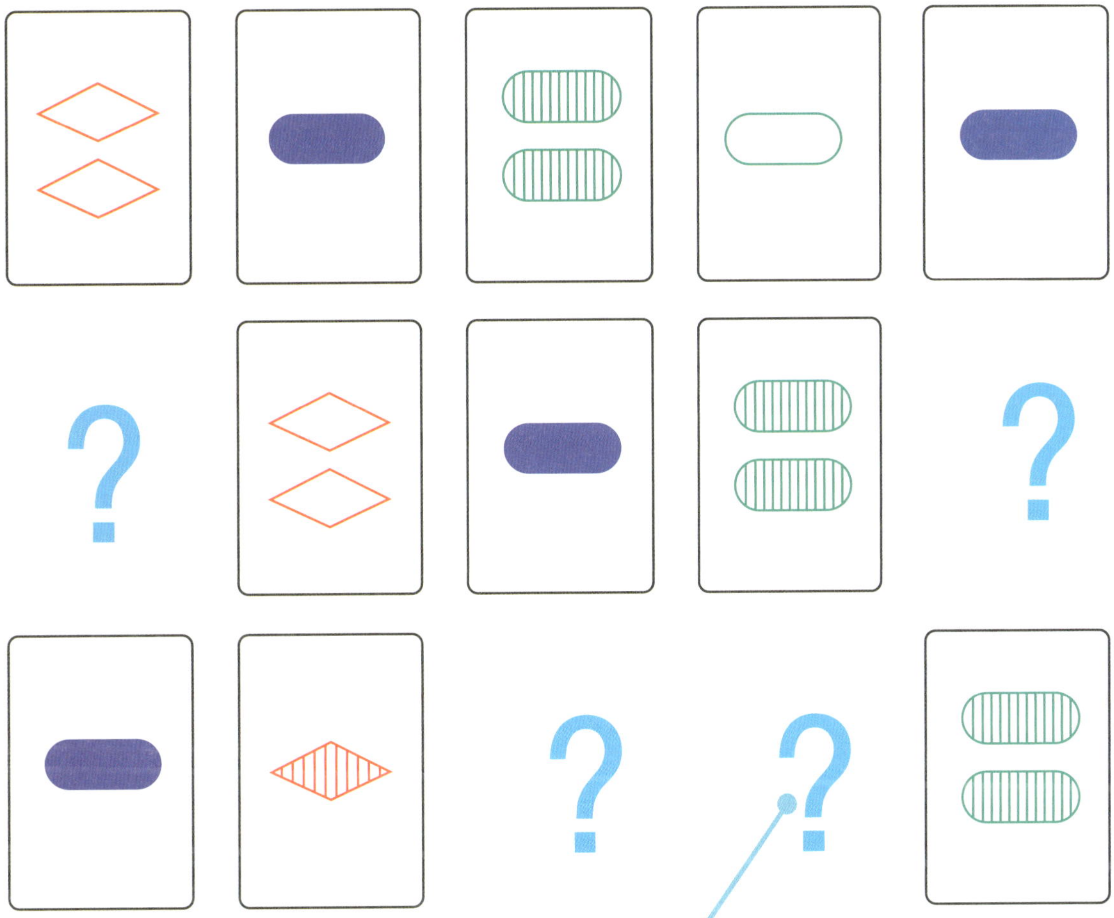

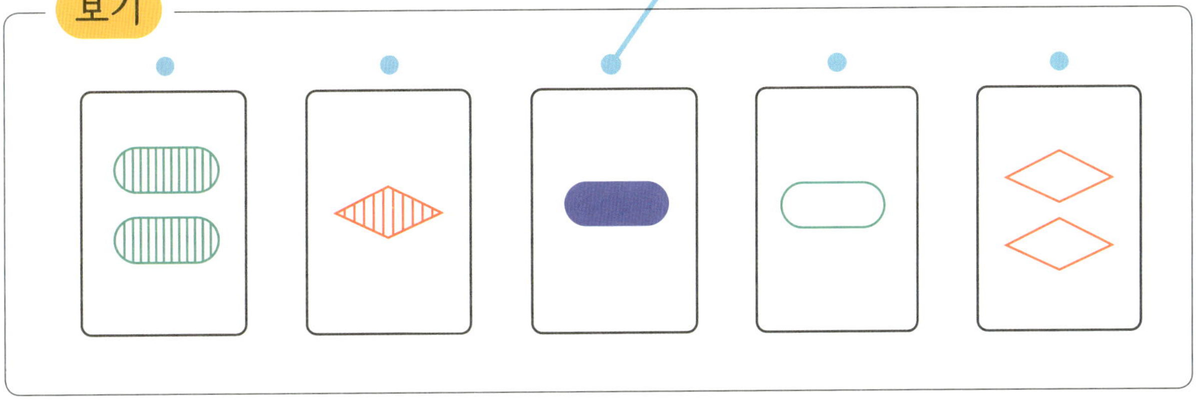

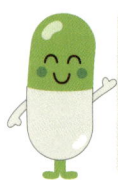 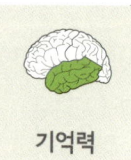 앞 장(74쪽)에서 본 타조에 대한 설명을 잘 떠올리면서 다음 문제를 풀어 보세요. 문제가 맞으면 ○, 틀리면 ✕ 표시해 보세요.

기억력

1. 타조는 새 중에서 가장 큰 새입니다.
   (   )

2. 타조는 한 시간에 약 77km까지 달릴 수 있어요.
   (   )

3. 타조는 눈이 나빠요.
   (   )

4. 타조는 날 수 없어요.
   (   )

5. 타조알은 새알 중에서 가장 작아요.
   (   )

19일

날짜: _____ 년 _____ 월 _____ 일 _____ 요일   날씨: _____
시작 시각: _____ 시 _____ 분   마친 시각: _____ 시 _____ 분

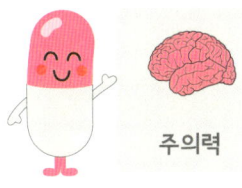

다음은 색깔이 다양한 돛단배 그림입니다. 조건에 맞는 배 그림에 표시해 보세요.

1. 노란 별이 있고, 빨간 돛이 있는 깃발이 왼쪽으로 날리고 있는 돛단배에 ○ 표시해 보세요.

2. 주황색 바탕에 흰 별이 그려진 돛이 있는 깃발이 오른쪽으로 날리고 있는 돛단배에 △ 표시해 보세요.

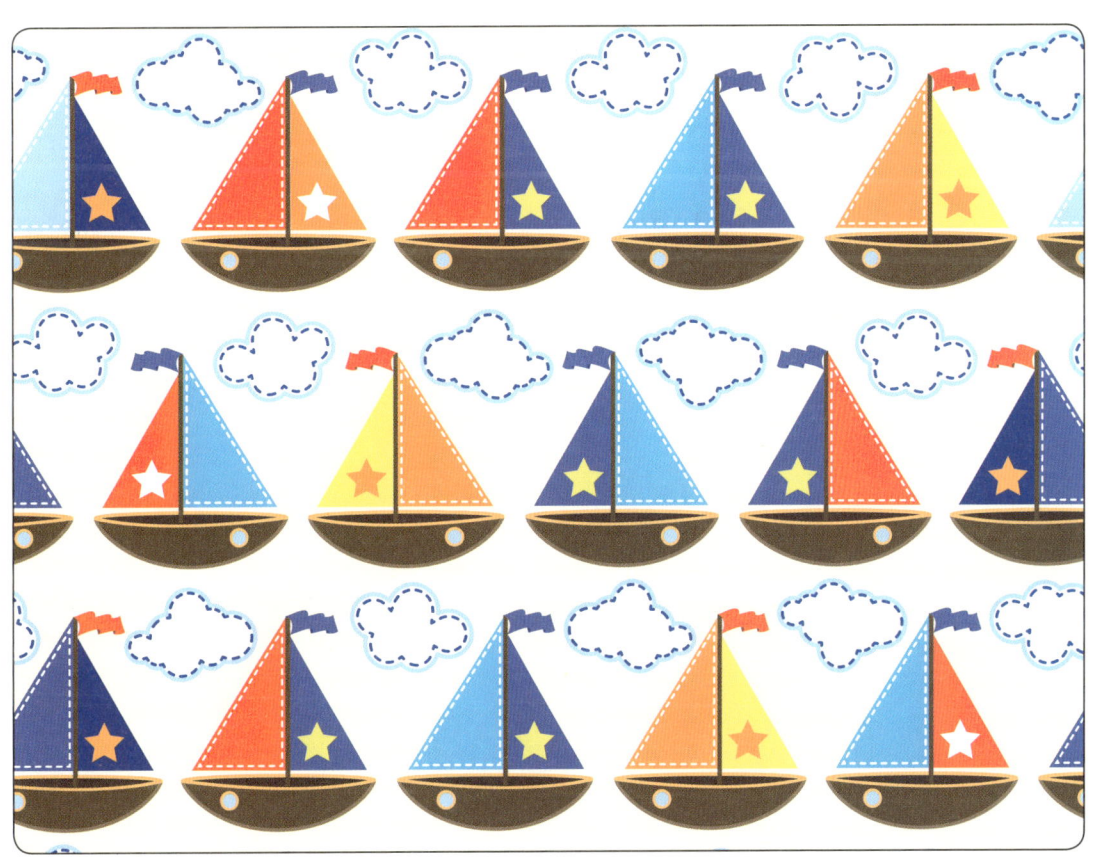

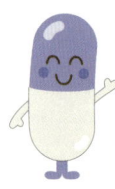 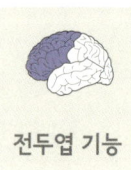

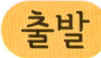

다음은 미로 찾기 게임입니다. 제시된 동물들 중 털이 있는 동물들을 따라서 선으로 연결해 보세요.

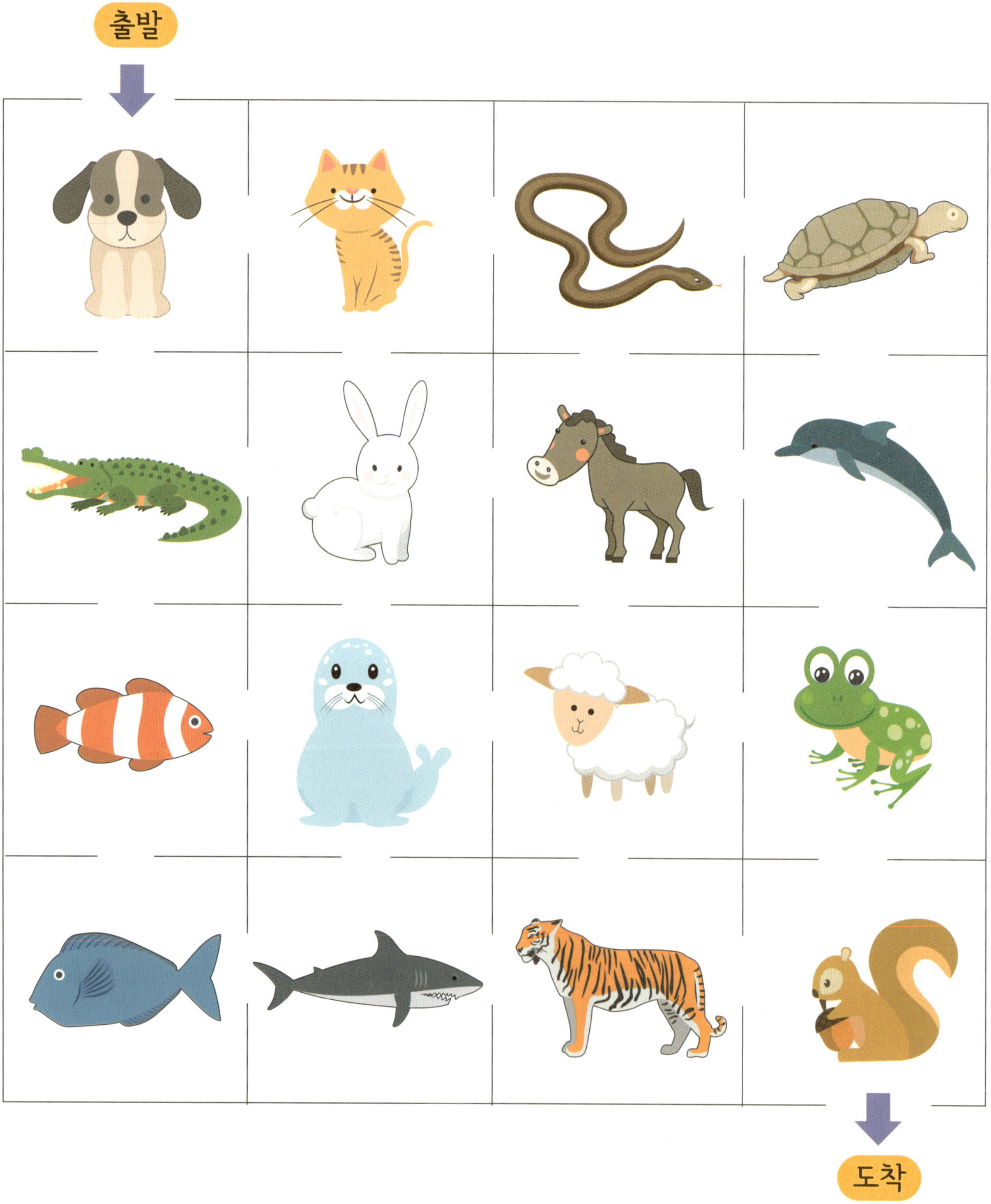

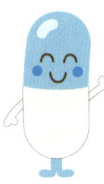 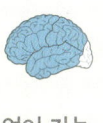

언어 기능

다음 사진 중 이름이 'ㅁ'으로 시작하는 것에 ○ 표시해 보세요.

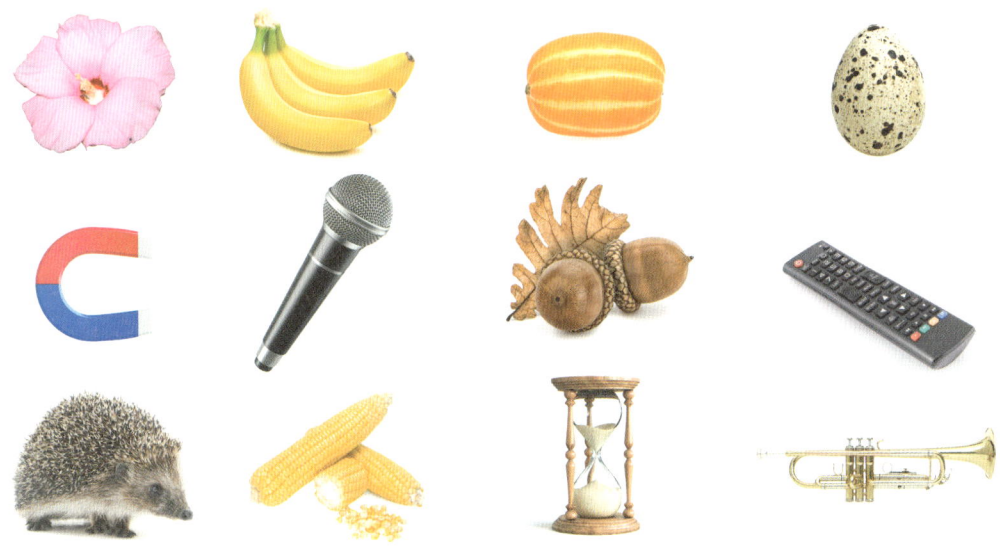

다음 사진 중 이름이 'ㅂ'으로 시작하는 것에 ○ 표시해 보세요.

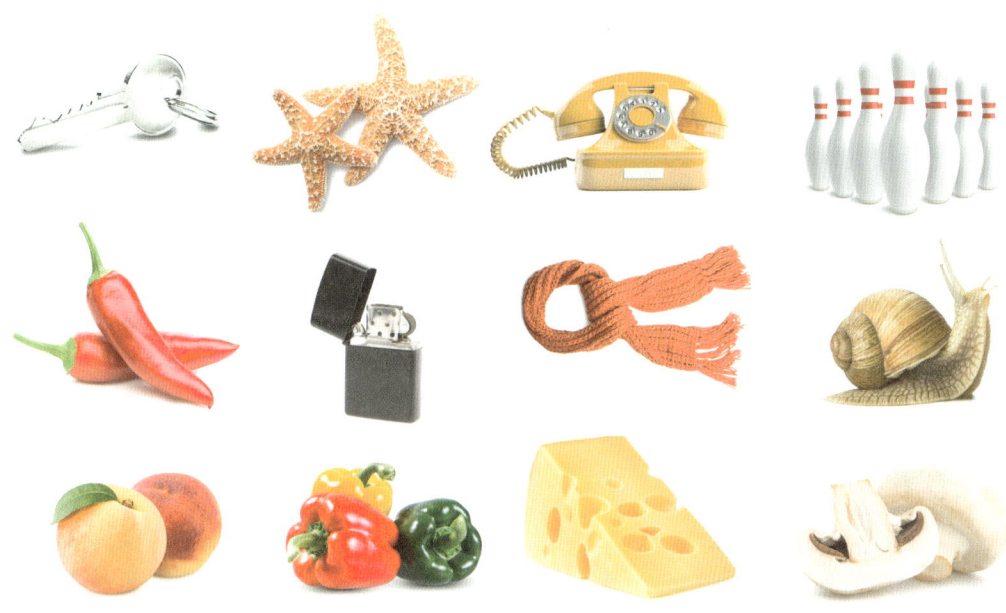

20일

날짜: ___년 ___월 ___일 ___요일   날씨: ___
시작 시각: ___시 ___분   마친 시각: ___시 ___분

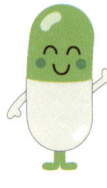 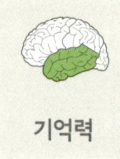
기억력

다음은 아이들이 좋아하는 대표적인 공룡들입니다. 공룡의 이름을 잘 기억해 두세요.

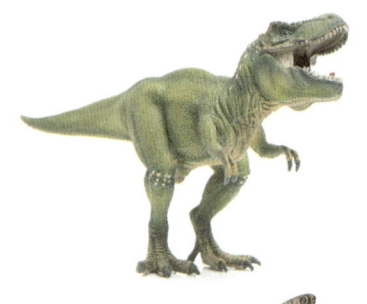 티라노사우루스

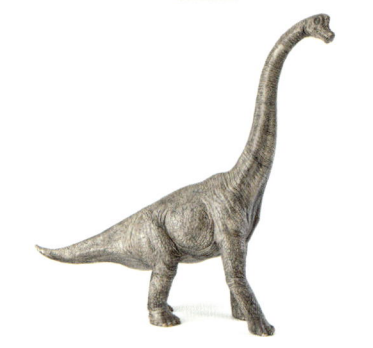 브라키오사우루스

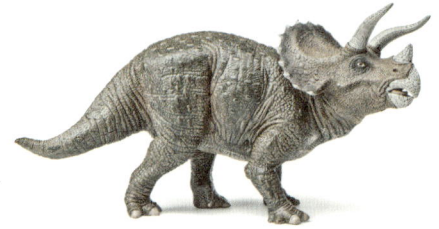 트리케라톱스

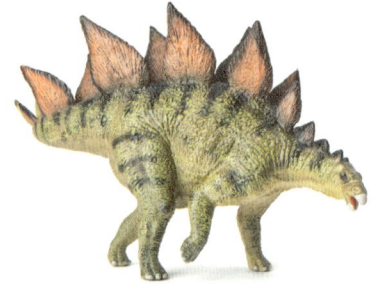 스테고사우루스

다음 꽃 그림의 그림자로 알맞은 것을 찾아 ○ 표시해 보세요.

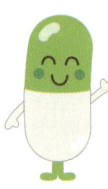 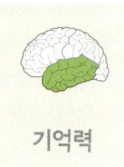

기억력

앞 장(80쪽)에서 본 공룡의 그림과 이름을 바르게 연결해 보세요.

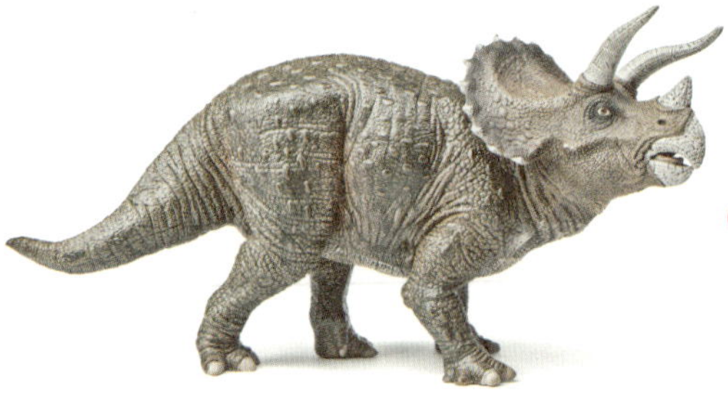

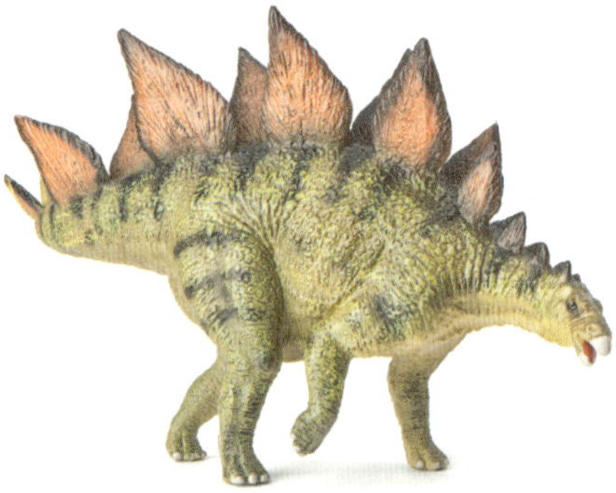

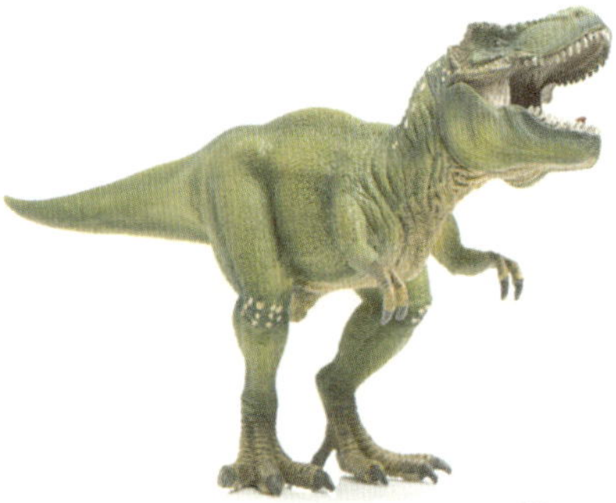

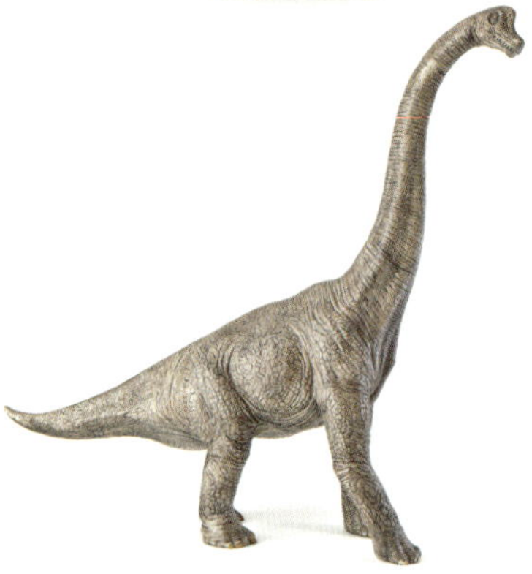

- 티라노사우루스

- 브라키오사우루스

- 트리케라톱스

- 스테고사우루스

21일

날짜: _____ 년 ___ 월 ___ 일 ___ 요일 날씨: ___
시작 시각: ___ 시 ___ 분 마친 시각: ___ 시 ___ 분

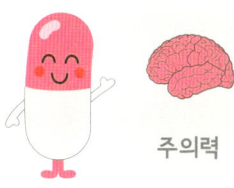
주의력

다음 그림을 보고 물음에 답해 보세요.

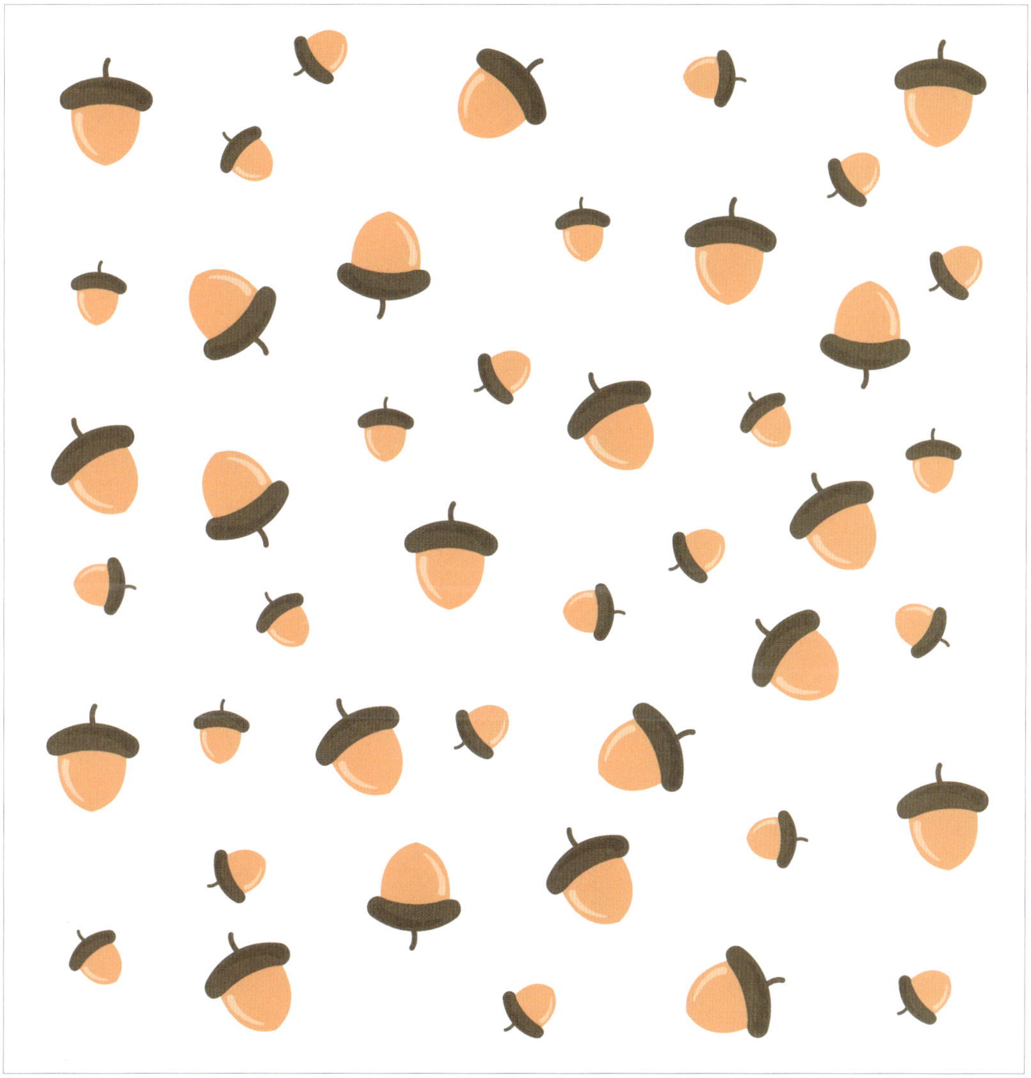

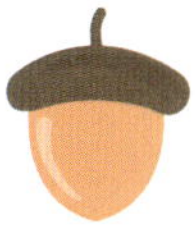

큰 도토리는 모두 몇 개인가요? ( ) 개

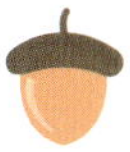

작은 도토리는 모두 몇 개인가요? ( ) 개

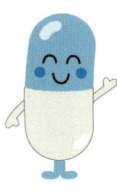 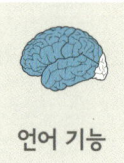

다음에 제시된 글자로 알맞은 단어나 문장을 해당 자릿수만큼 가로 줄에 만들어 보세요.

| 대 | 나 | 무 |

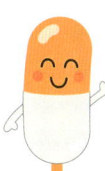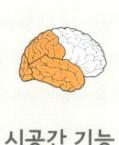

다음 중에서 똑같은 색깔의 우산을 2개 찾아 ◯ 표시해 보세요.

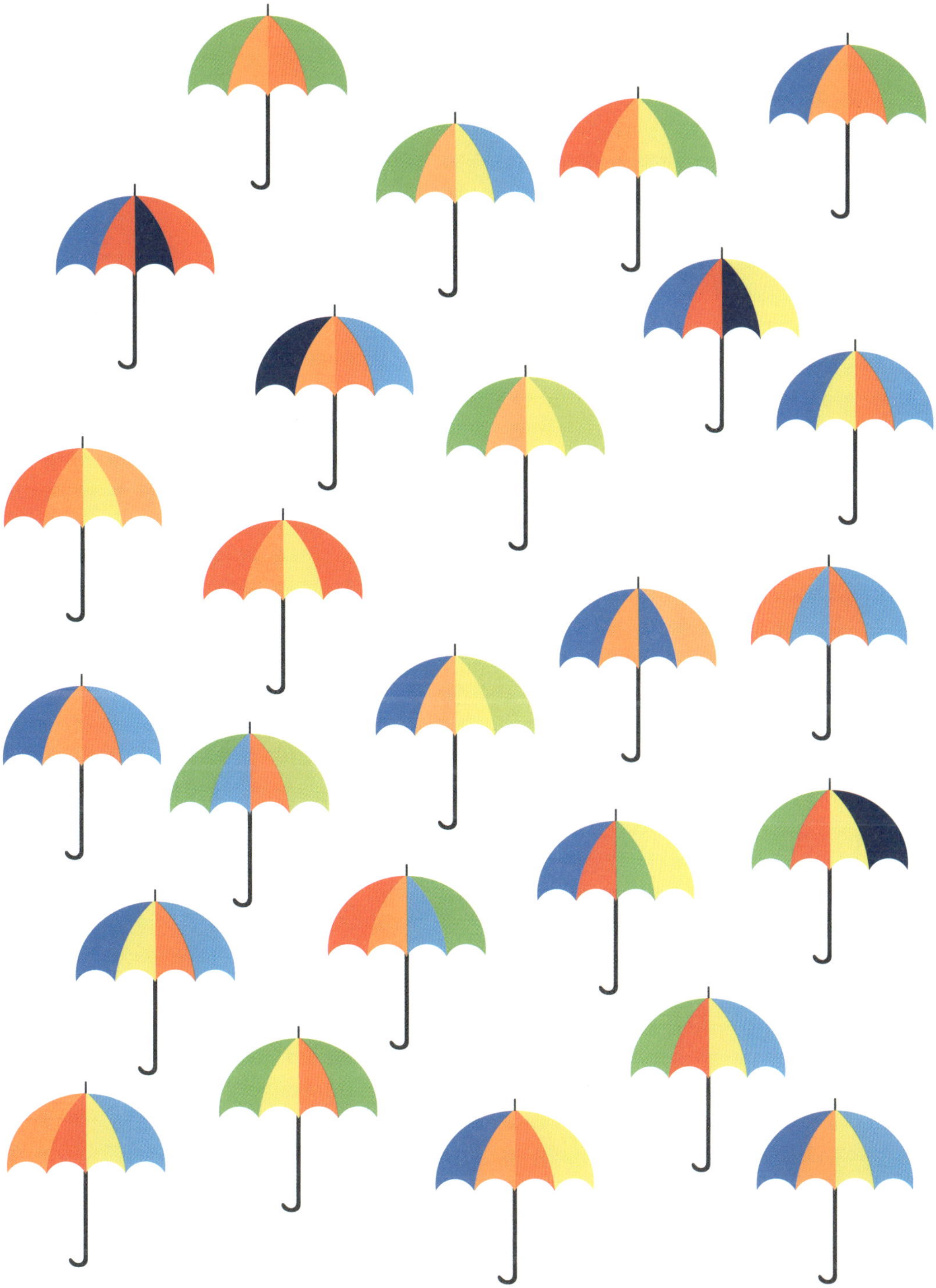

22일

날짜: _____ 년 ___ 월 ___ 일 ___ 요일   날씨: _____
시작 시각: ___ 시 ___ 분   마친 시각: ___ 시 ___ 분

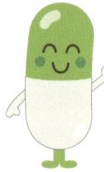 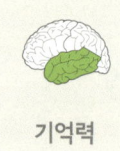
기억력

오늘은 유명 화가의 그림을 감상하겠습니다. 그림을 보면서 각자의 느낌을 한 줄로 간단하게 적어 보세요 (정답은 없습니다). 그리고 그림 - 화가 - 제목 을 잘 묶어서 기억해 두세요.

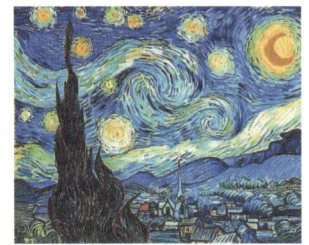

화가 고흐   제목 별이 빛나는 밤

느낌: _____

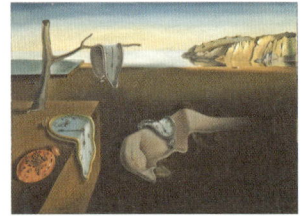

화가 달리   제목 기억의 지속

느낌: _____

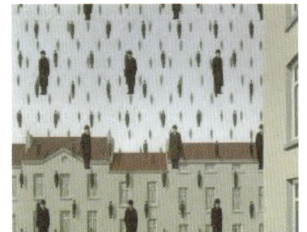

화가 르네 마그리트   제목 겨울비

느낌: _____

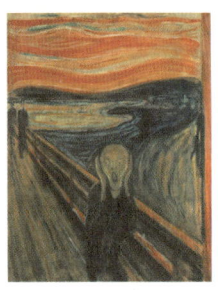

화가 뭉크   제목 절규

느낌: _____

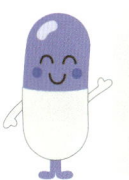 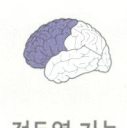
전두엽 기능

오늘은 본인이 광고 회사 대표라고 상상하면서, 신제품에 대한 설명을 읽어 보고 신제품의 이름을 정해 보세요. 또한 간단한 광고 문구도 작성해 보세요.

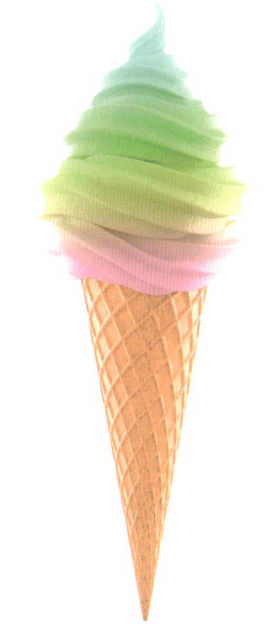

신제품 이름: 아이스크림
신제품 설명: 무지개 색깔의 아이스크림으로, 맛은 새콤달콤하면서 시원하고 깔끔합니다.

신제품 이름
광고 문구

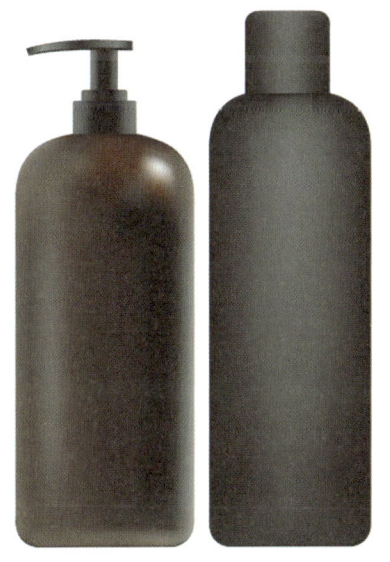

신제품 이름: 샴푸 & 컨디셔너
신제품 설명: 유기농 원료를 사용하여 피부가 민감한 사람도 부담 없이 사용할 수 있습니다. 제품 사용 후에는 자연의 풀잎향이 납니다.

신제품 이름
광고 문구

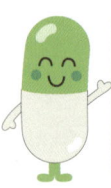 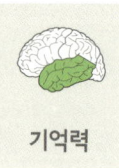

기억력

앞 장(86쪽)에서 유명 화가의 그림을 감상하였습니다.
그림 – 화가 – 제목 에 맞게 연결해 보세요.

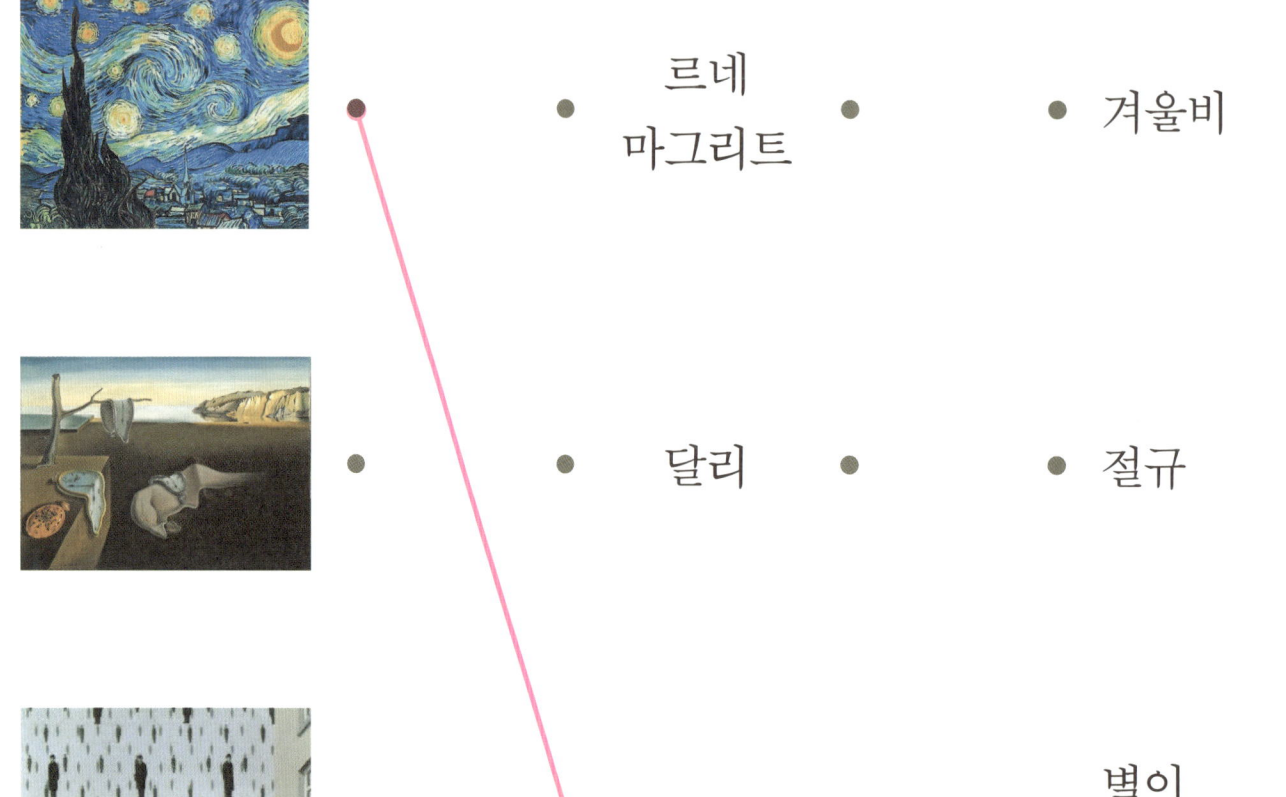

르네 마그리트 · · 겨울비

달리 · · 절규

고호 · · 별이 빛나는 밤

뭉크 · · 기억의 지속

23일

날짜: ___년 ___월 ___일 ___요일   날씨: ___
시작 시각: ___시 ___분   마친 시각: ___시 ___분

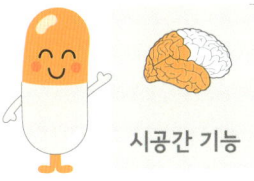
시공간 기능

두 개의 공구함이 있습니다. 위의 공구함에 있는 공구와 방향이 다른 공구를 찾아 아래 공구함 그림에 ○ 표시해 보세요.

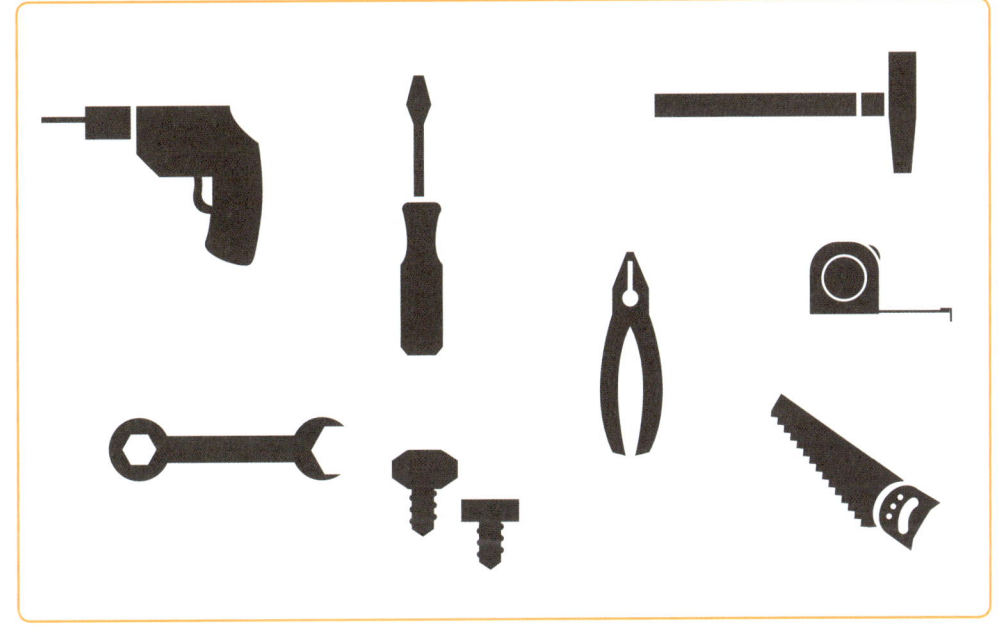

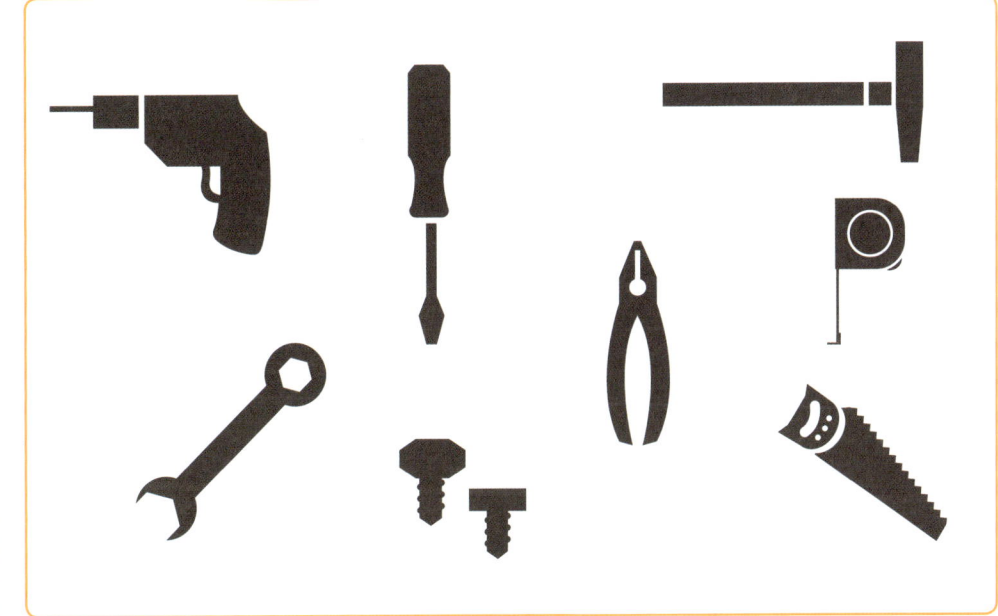

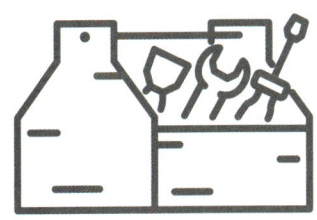

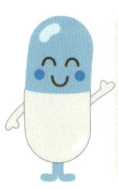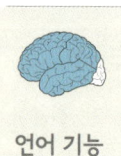
언어 기능

보기와 같이 맨 위의 단어와 가장 관련성이 높은 단어를 찾아 ○ 표시해 보세요.

보기

사과
배추 (귤) 나물

강아지	감자	여름
말 병아리 개	쌀 고구마 김	수영장 단풍 눈사람

추석	은행	카네이션
떡국 절편 송편	우표 종이 통장	어린이날 어버이날 식목일

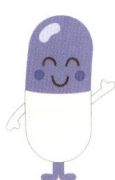 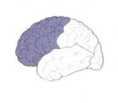

전두엽 기능

다음 계산 문제를 풀어보세요.

1. 진아는 세뱃돈으로 할머니에게 30,000원을 받았고, 할아버지에게 50,000원을 받았습니다. 부담이 되어 사지 못했던 좋아하는 가수의 CD를 25,000원에 구매하였습니다. 친구들 5명과 함께 떡볶이와 순대를 먹어 총 38,000원이 나왔으나, 진아가 특별히 그중 반을 지불하였습니다. 진아에게 남아 있는 돈은 얼마일까요?

    (   )

2. 신용철 할아버지에게 아들이 제주도에서 애플망고 3박스를 보내 주었습니다. 애플망고 한 박스에는 12개가 들어 있습니다. 신용철 할아버지는 경로당에 한 박스를 가져다주었고, 옆집 김수자 할머니네 집에 반 박스를 가져다주었습니다. 신용철 할아버지 집에 남아 있는 망고는 모두 몇 개일까요?

    (   )

24일

날짜: _____ 년 ___ 월 ___ 일 ___ 요일   날씨: _____
시작 시각: ___ 시 ___ 분   마친 시각: ___ 시 ___ 분

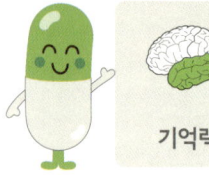
기억력

김미령 할머니는 손주 성민이를 돌보고 있습니다. 성민이가 여러 학원에 다니기에 유치원 하원 시간과 학원 시작 시간을 잘 알아둬야 합니다. 다음 성민이의 일주일 일정을 보고 잘 외워 두세요.

월	화	수	목	금
3시 유치원 하원	4시 30분 유치원 하원	3시 유치원 하원	3시 유치원 하원	3시 유치원 하원
5시 수영	5시 30분 축구	5시 수학	3시 30분 과학	5시 30분 바이올린

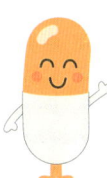 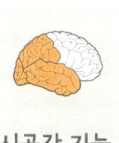

다음의 보기 처럼 알파벳을 오른쪽으로 90도 방향으로 돌려서 그려 보세요.

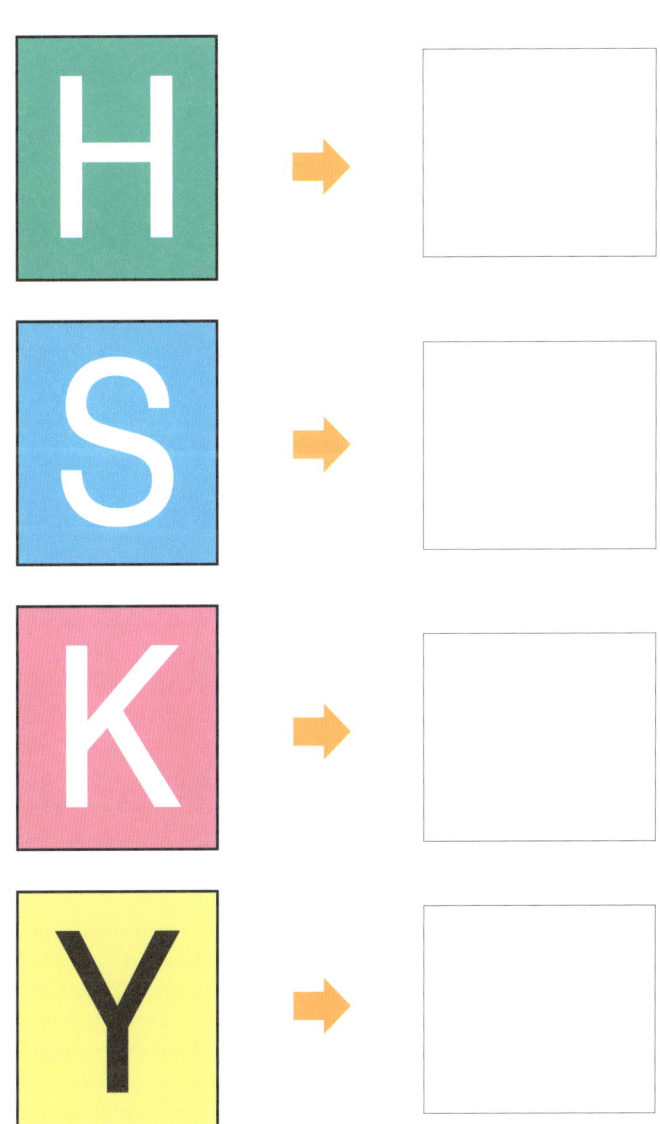

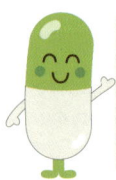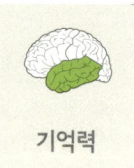
기억력

앞 장(92쪽)에서 기억한 김미령 할머니의 손자 성민이의 유치원 하원 이후의 일정을 떠올리며, 괄호 안에 정답을 적어 보세요.

1. 유치원 하원 시간이 다른 요일은 언제인가요? (   )

    ① 월요일   ② 화요일
    ③ 수요일   ④ 목요일

2. 과학 학원에 가는 시간은 몇 시인가요? (   )

    ① 3시   ② 4시 30분
    ③ 3시 30분   ④ 5시

3. 5시 30분에 가는 수업을 모두 찾아 보세요. (   )

    ① 축구   ② 수영
    ③ 수학   ④ 바이올린

25일

날짜: ___년 ___월 ___일 ___요일 날씨: ___
시작 시각: ___시 ___분 마친 시각: ___시 ___분

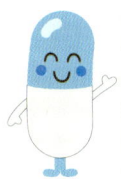 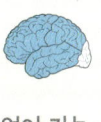
언어 기능

다음 음소를 결합하여 해당 범주의 단어를 만들어 빈 칸에 적어 보세요.

음소	범주	단어
ㅏ ㅃ ㄱ ㅏ ㄹ ㅇ	색깔	빨강
ㄹ ㅏ ㅇ ㅎ ㅗ ㅇ ㅣ	동물	
ㄱ ㅅ ㅜ ㅜ ㄱ	음식	
ㄲ ㅗ ㄷ ㅣ	연장	
ㅊ ㅇ ㅓ ㅣ ㄴ ㄴ	도시 이름	
ㅁ ㄴ ㅅ ㅗ ㄱ ㅗ	신체 부위	
ㅂ ㅜ ㄱ ㅓ ㄱ ㅇ ㅣ	동물	
ㅏ ㅏ ㅅ ㄱ ㅗ	과일	
ㄱ ㄱ ㅜ ㅜ ㅊ	스포츠	
ㅅ ㅇ ㄷ ㅣ ㅏ	음료	
ㅜ ㅜ ㅈ ㄱ ㅇ ㄱ	국가	
ㅏ ㄴ ㅣ ㄷ ㅐ ㄹ	꽃	
ㅁ ㅣ ㅂ ㄴ ㅐ	주방용품	

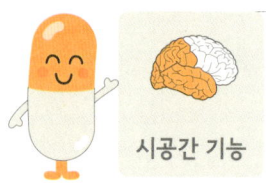

다음은 육각형 종이접기입니다. 4개의 조각을 아래 그림처럼 맞추면 6개의 동물 얼굴이 나타납니다. 6개의 동물이 무엇인지 괄호 안에 적어 보세요.

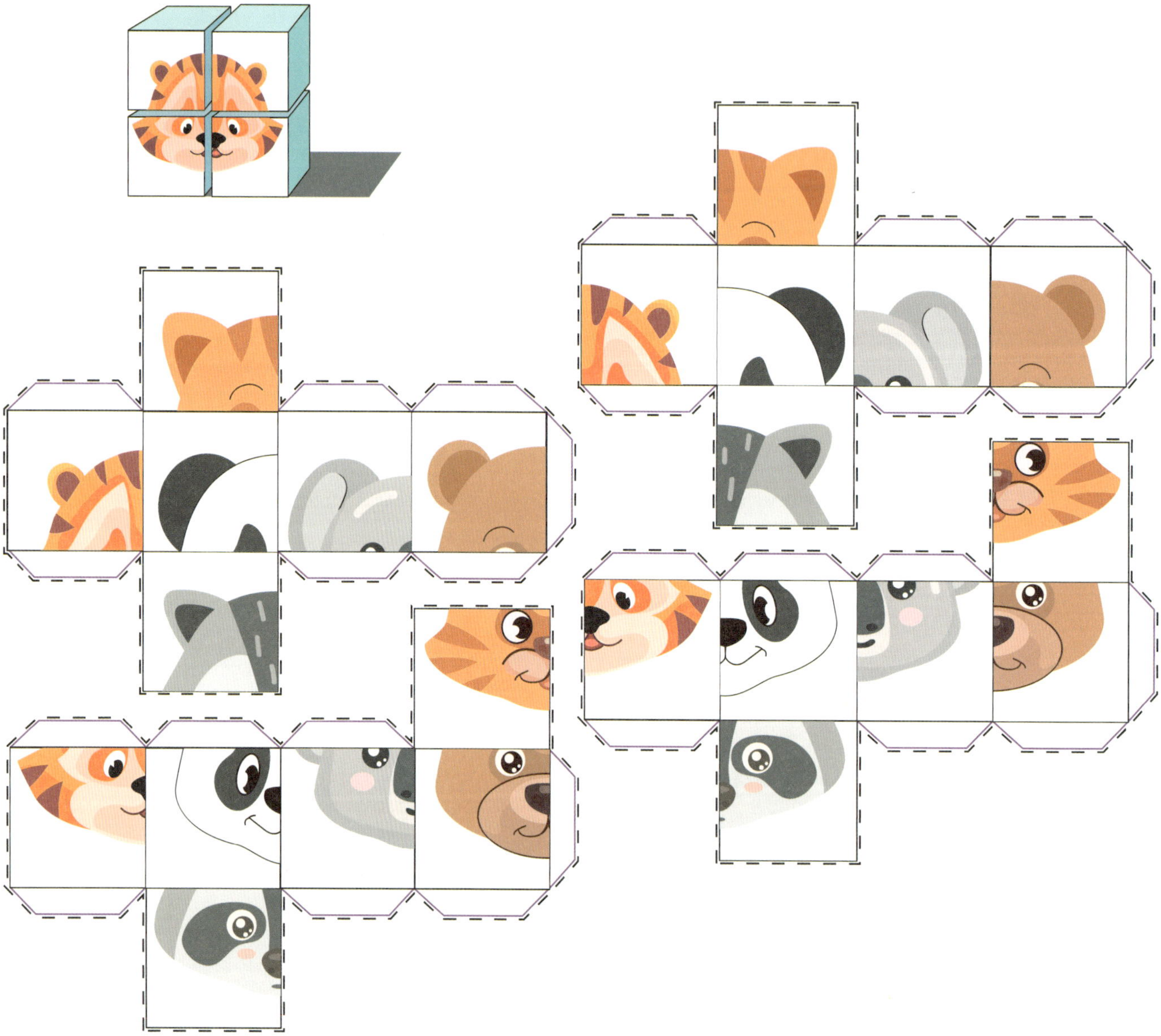

(   ), (   ), (   )

(   ), (   ), (   )

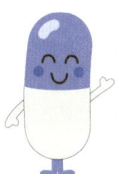 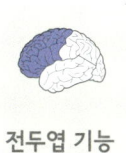 다음 그림을 보고 시간의 흐름에 맞게 괄호 안에 번호를 적어 보세요.

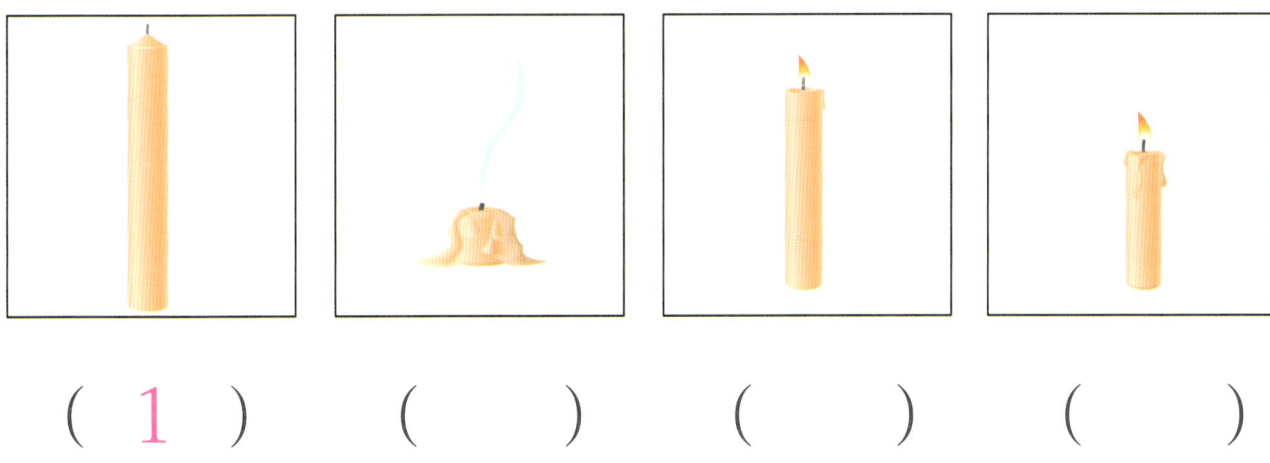

(1)　　( )　　( )　　( )

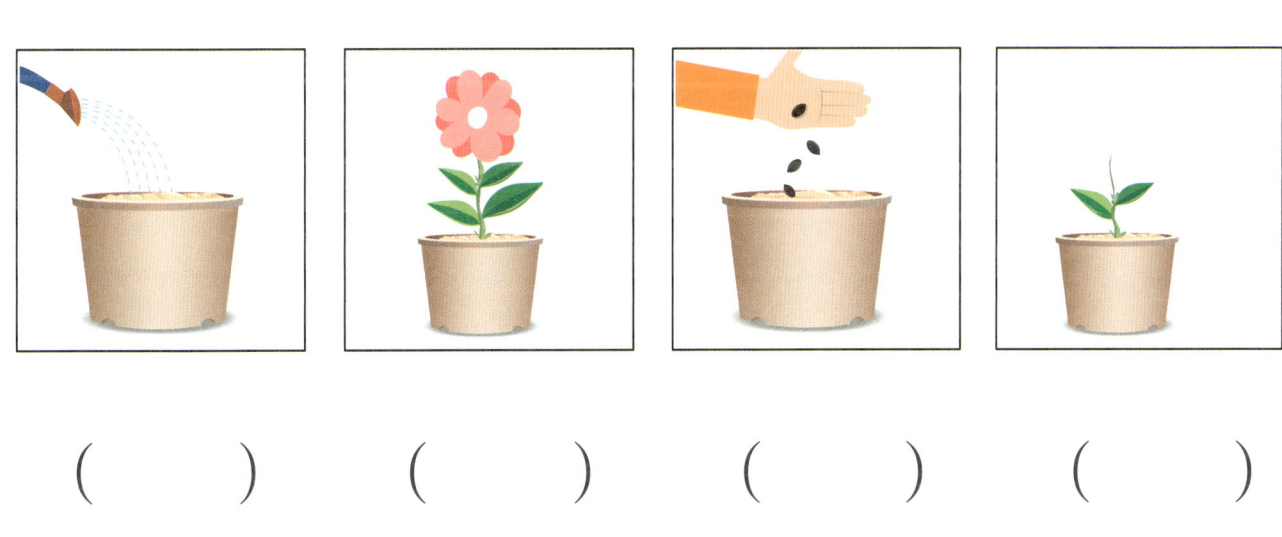

( )　　( )　　( )　　( )

26일

날짜: _____ 년 ___ 월 ___ 일 ___ 요일   날씨: _____
시작 시각: ___ 시 ___ 분   마친 시각: ___ 시 ___ 분

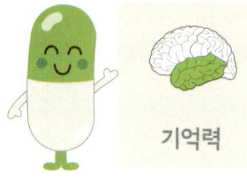

다음 그림을 아래 빈 칸에 똑같이 따라서 그려 보고, 잘 기억해 두세요.

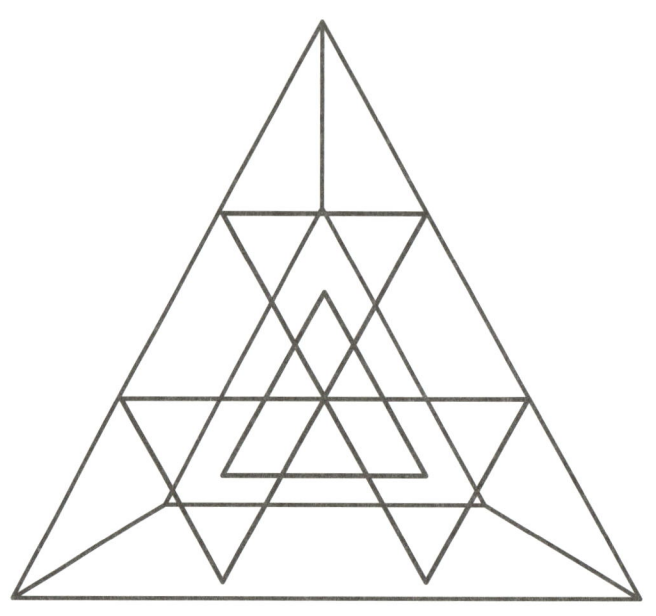

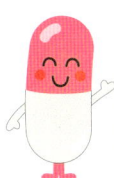 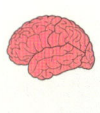

다음에는 도형과 숫자가 짝을 이루고 있습니다. 보기를 참고하여 도형 아래 빈칸에 짝이 되는 숫자를 적어 보세요.

보기

⌂	Δ	Π	≤	≥	∞	←	↑	→	↓
1	2	3	4	5	6	7	8	9	0

∞	←	⌂	≤	↑	Δ	Π	≥	→	∞
6	7	1	4	8	2	3	5	9	6

⌂	↓	Π	∞	←	↓	≥	↑	Δ	↑
1	0	3	6	7	0	5	8	2	8

Π	≤	≥	→	↑	Δ	←	≤	↓	∞
3	4	5	9	8	2	7	4	0	6

←	↑	≤	→	≥	∞	⌂	Π	Δ	≤
7	8	4	9	5	6	1	3	2	4

⌂	Δ	↓	∞	≥	∞	←	≤	→	↓
1	2	0	6	5	6	7	4	9	0

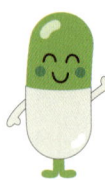 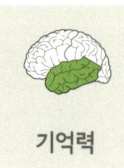

기억력

앞 장(98쪽)에서 따라 그렸던 그림을 잘 떠올려 보세요. 아래 그림은 앞 장 그림과 다릅니다. 어떤 부분이 빠져 있는지 그려 보세요.

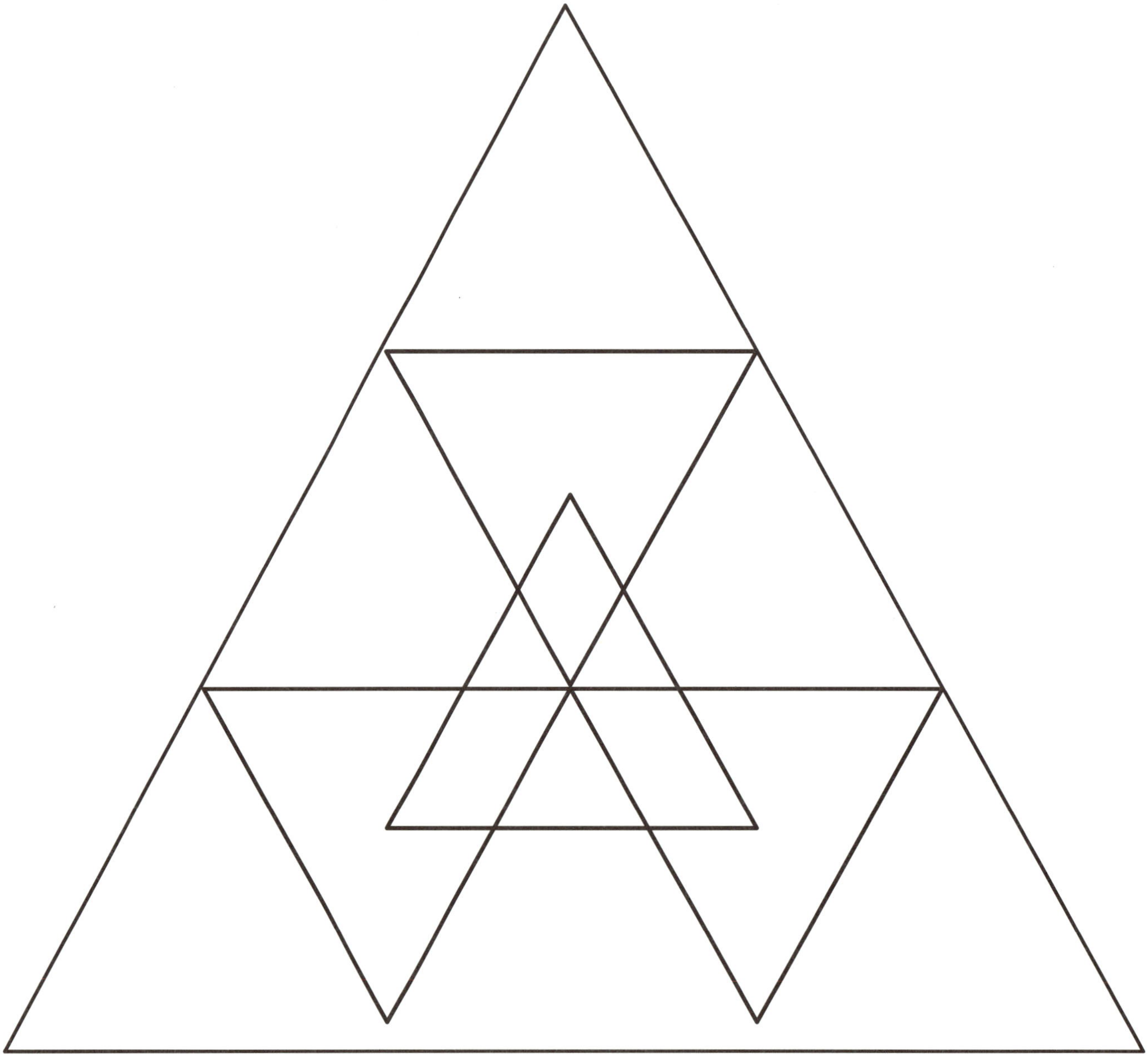

27일

날짜: _____ 년 ___ 월 ___ 일 ___ 요일   날씨: _____
시작 시각: ___ 시 ___ 분   마친 시각: ___ 시 ___ 분

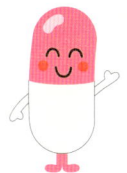 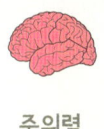

주의력

다음에 제시된 숫자 순으로 아래 원형 숫자를 선으로 연결해 보세요.

| 5 | 8 | 12 | 1 | 3 | 15 | 2 | 11 | 4 | 14 | 10 | 7 | 9 | 6 |

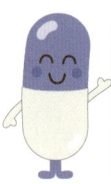 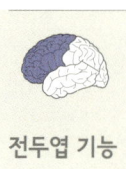 전두엽 기능

다음 4개의 사진과 그림을 보고, 시간 흐름에 맞도록 괄호 안에 번호를 적어 보세요.

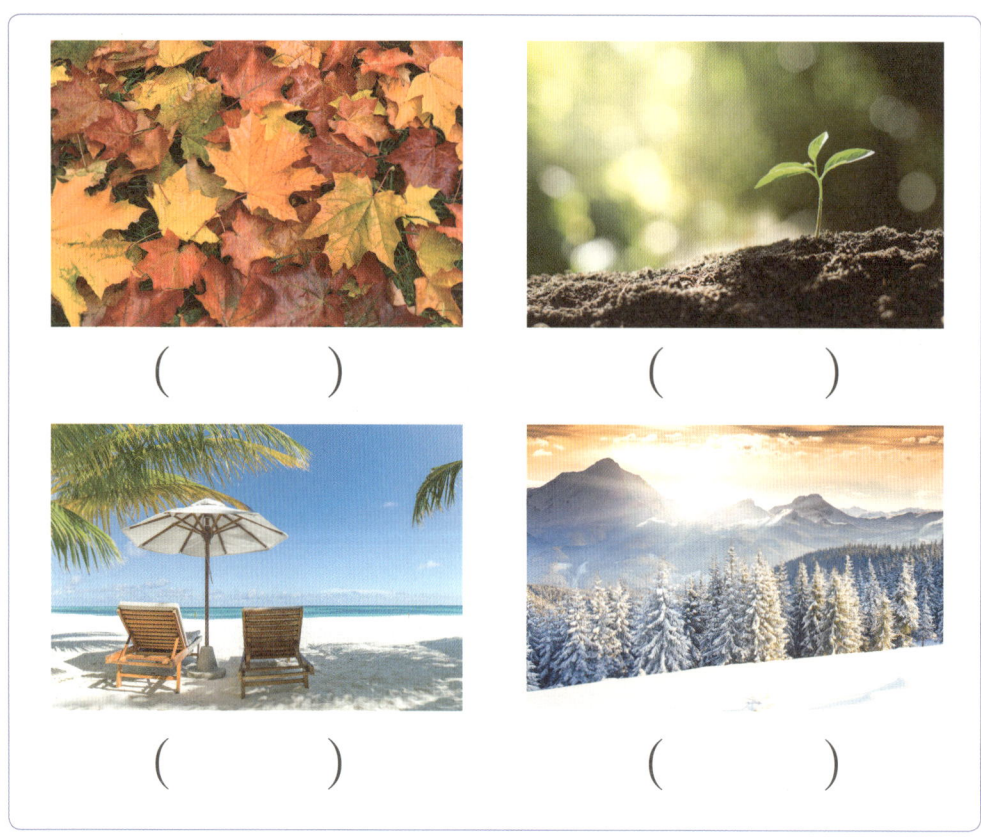

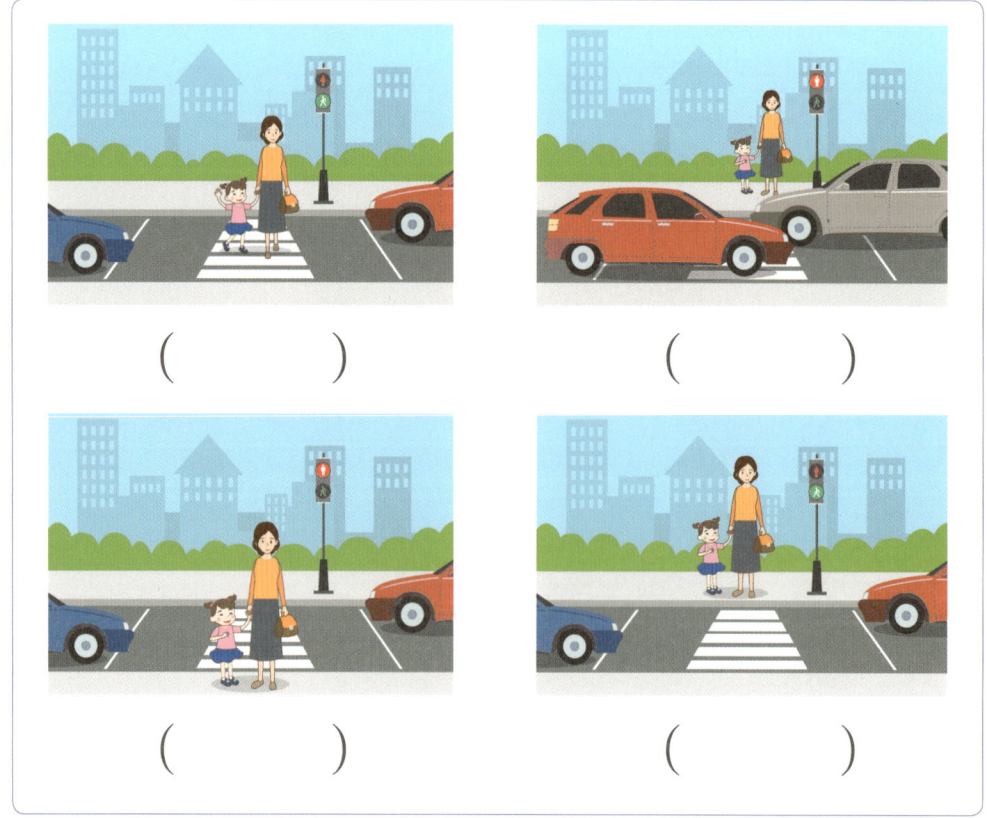

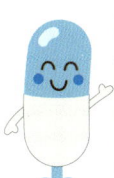 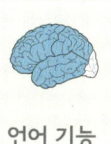 다음 단어 중에서 실제로 존재하지 않는 한글 단어를 모두 찾아서 ○ 표시해 보세요.

공구	대리	디자인	효과
나무린	기러기	전환	감마지
지우개	반올림	진아다	바꾸다
골무	동아소	매력	고라니
코뚜레	신발	살수	한숨
자료	인증	소부아니	간수
응중	동아줄	민요	안간힘
채근	파두방	구부리다	하랫

28일

날짜: _____ 년 _____ 월 _____ 일 _____ 요일   날씨: _____
시작 시각: _____ 시 _____ 분   마친 시각: _____ 시 _____ 분

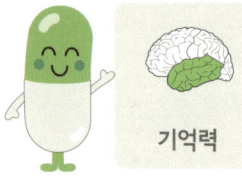

기억력

왼쪽 그림에는 멋진 모델이 있습니다. 모델이 어떤 옷을 입고, 가방과 신발은 어떤 것을 착용했는지 ○ 표시해 보세요. 그리고 잘 기억해 두세요.

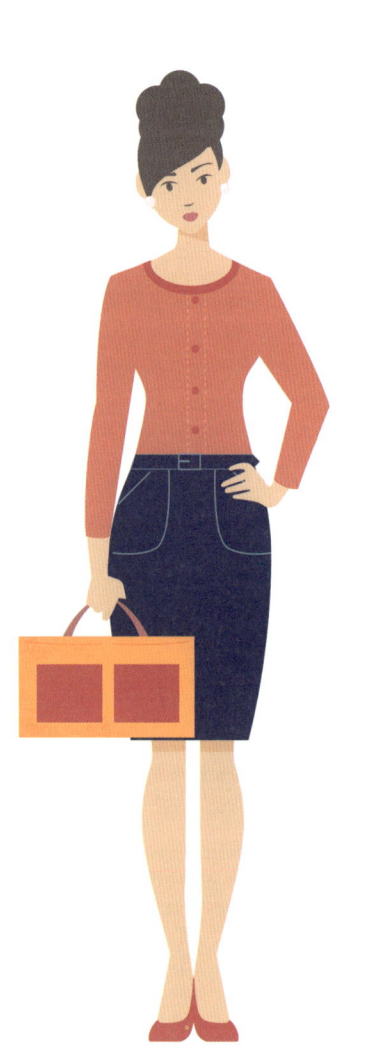
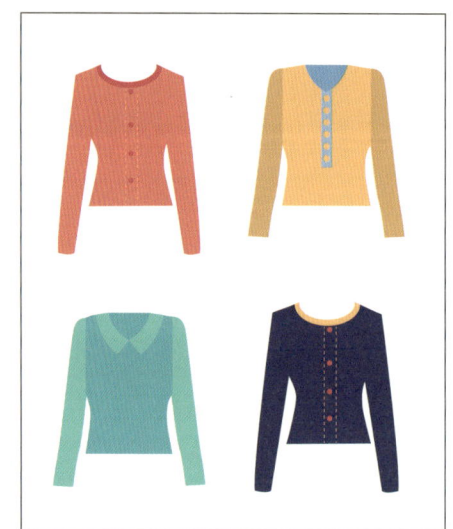
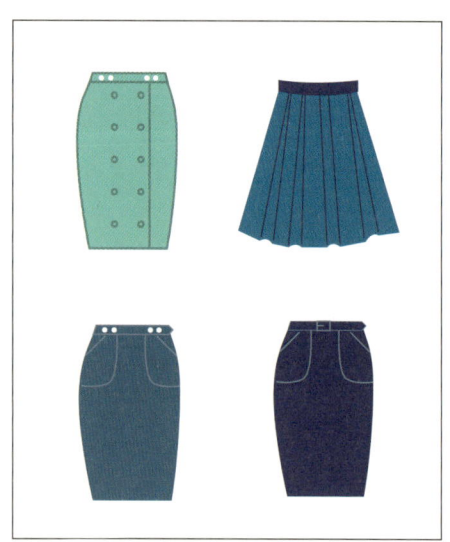
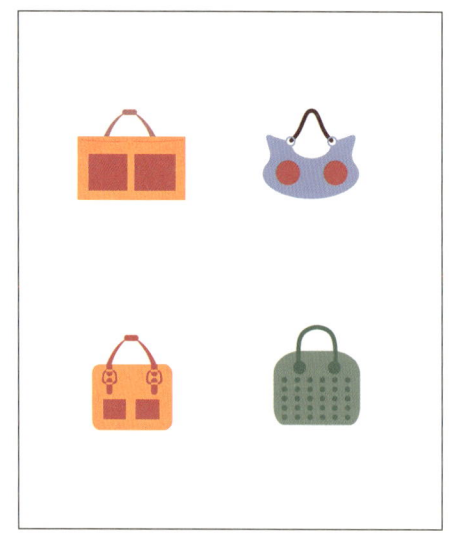
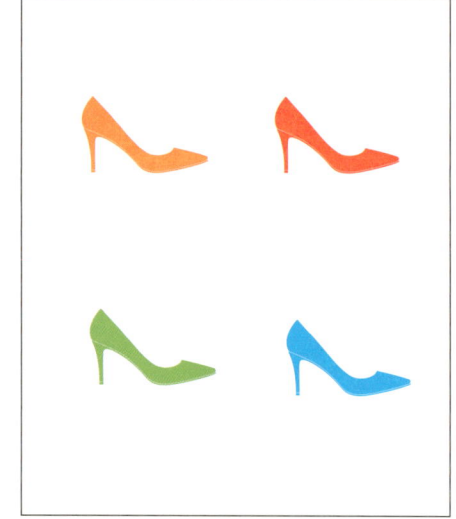

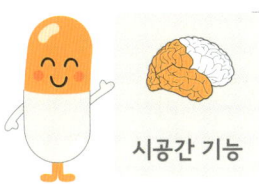

다음 그림에서 번호 순서대로 점을 연결해 보세요. 다 연결하면 그림이 나타납니다. 어떤 그림인지도 괄호 안에 적어 보세요.

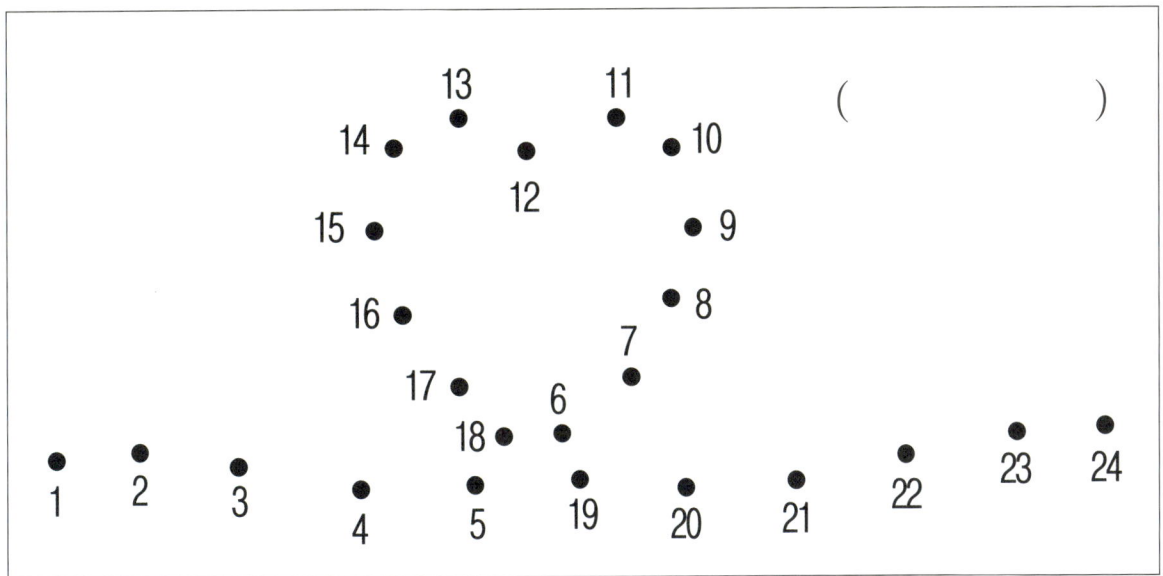

(   )

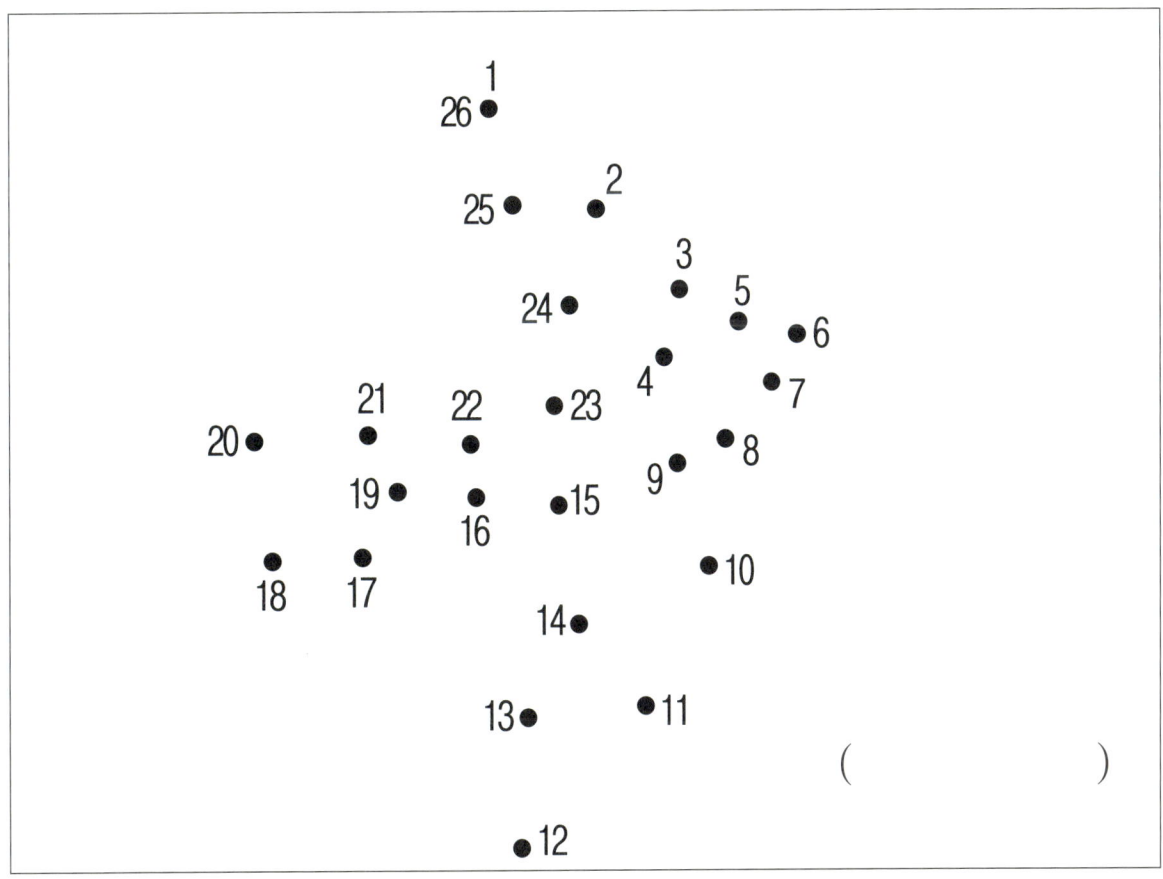

(   )

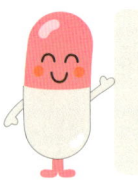 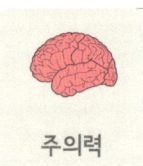

앞 장(104쪽)에서 모델이 착용하고 있던 옷과 신발, 가방을 다시 한번 떠올리면서, 어떤 것인지 각각 ○ 표시해 보세요.

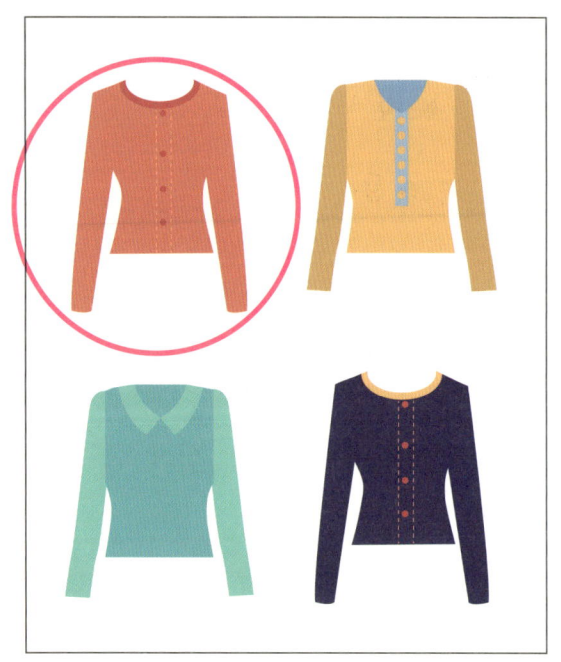

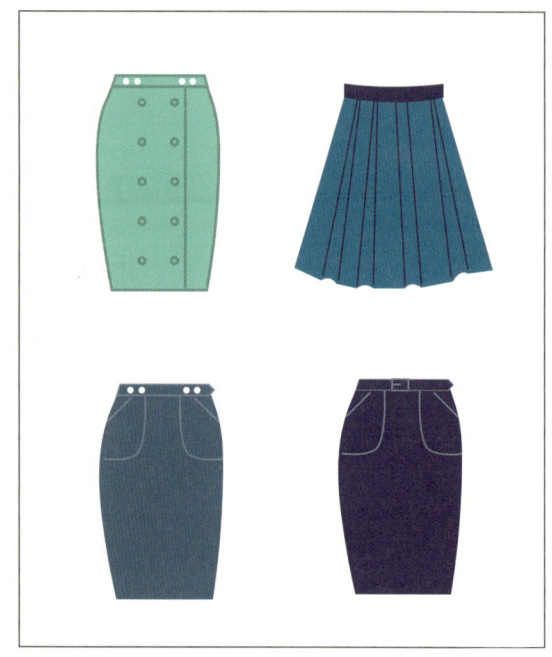

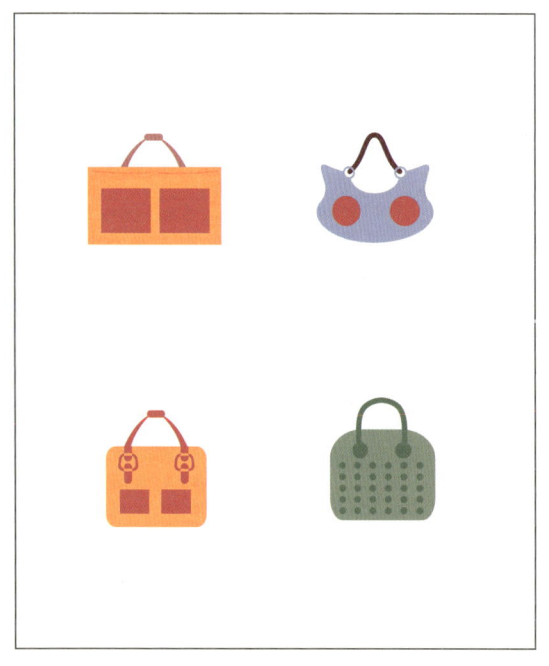

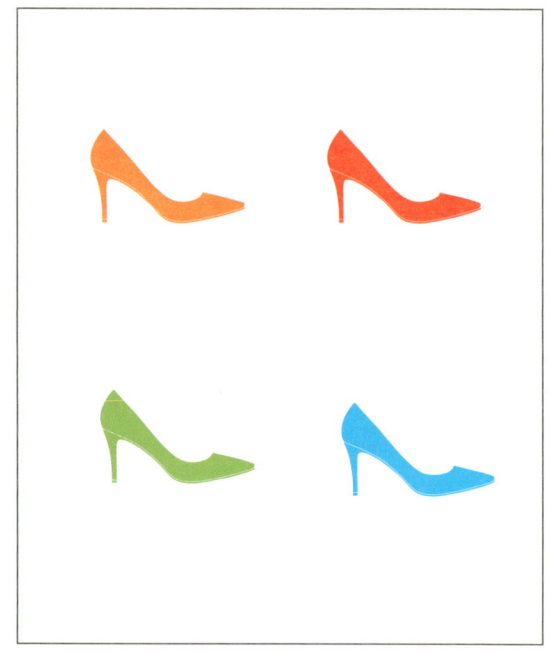

29일

날짜:　　　년　　월　　일　요일　날씨:
시작 시각:　　시　　분　　마친 시각:　　시　　분

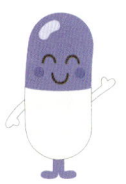 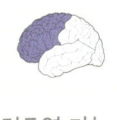

전두엽 기능

다음의 보기를 참고하여 빈칸을 칠해 보세요. 색깔 펜이나 색연필을 사용하여 문제를 풀어 보세요.

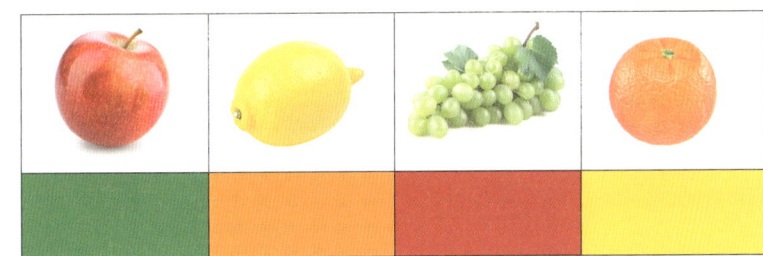

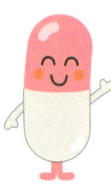 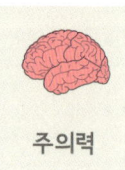
주의력

다음 왼쪽 그림에서 제시된 것들의 개수를 각각 세어 보고, 오른쪽의 알맞은 숫자와 연결해 보세요.

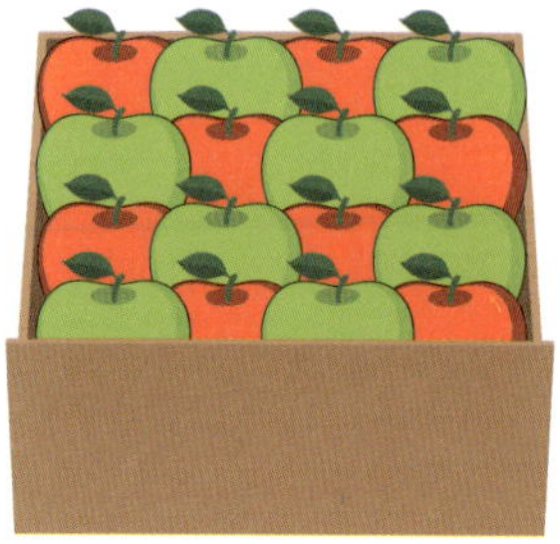

- 8
- 11 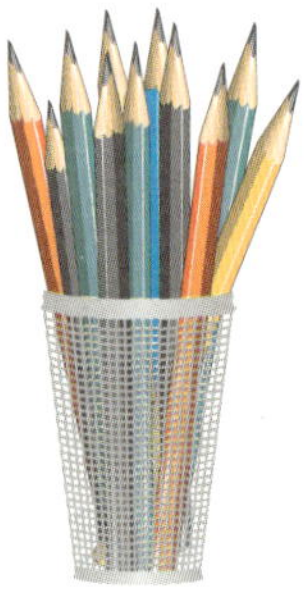
- 16 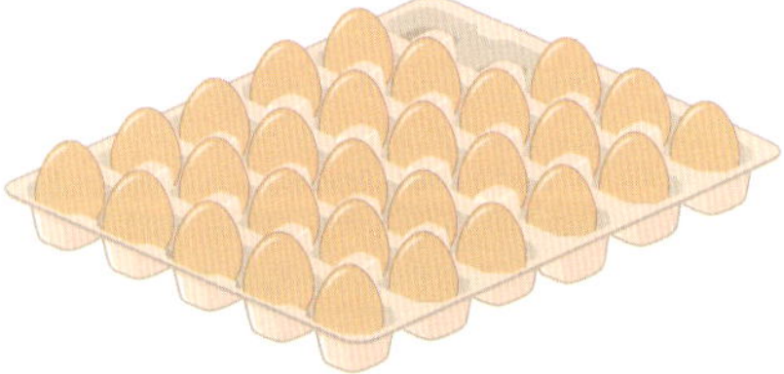
- 28

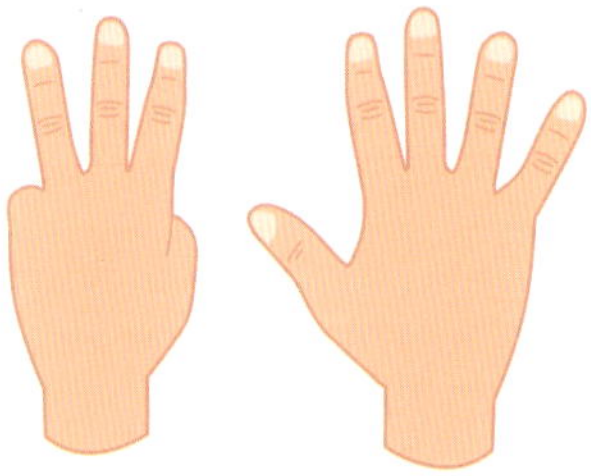

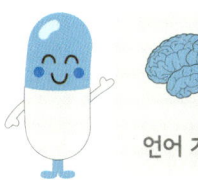

다음 빈칸에 알맞은 글자를 넣어 보세요.

청	진	기		핸		폰
고		라		운		화
나		잎		선		님
고		어		테		프
소		지		정		기
화		실		경		당
신		지		웅		이

30일

날짜: ____년 ____월 ____일 ____요일 날씨: ____
시작 시각: ____시 ____분 마친 시각: ____시 ____분

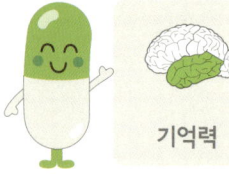
기억력

다음 표를 보면 같은 사진이 두 개씩 여러 종류가 있습니다. 어떤 위치에 어떤 그림이 있는지 잘 기억해 두세요.

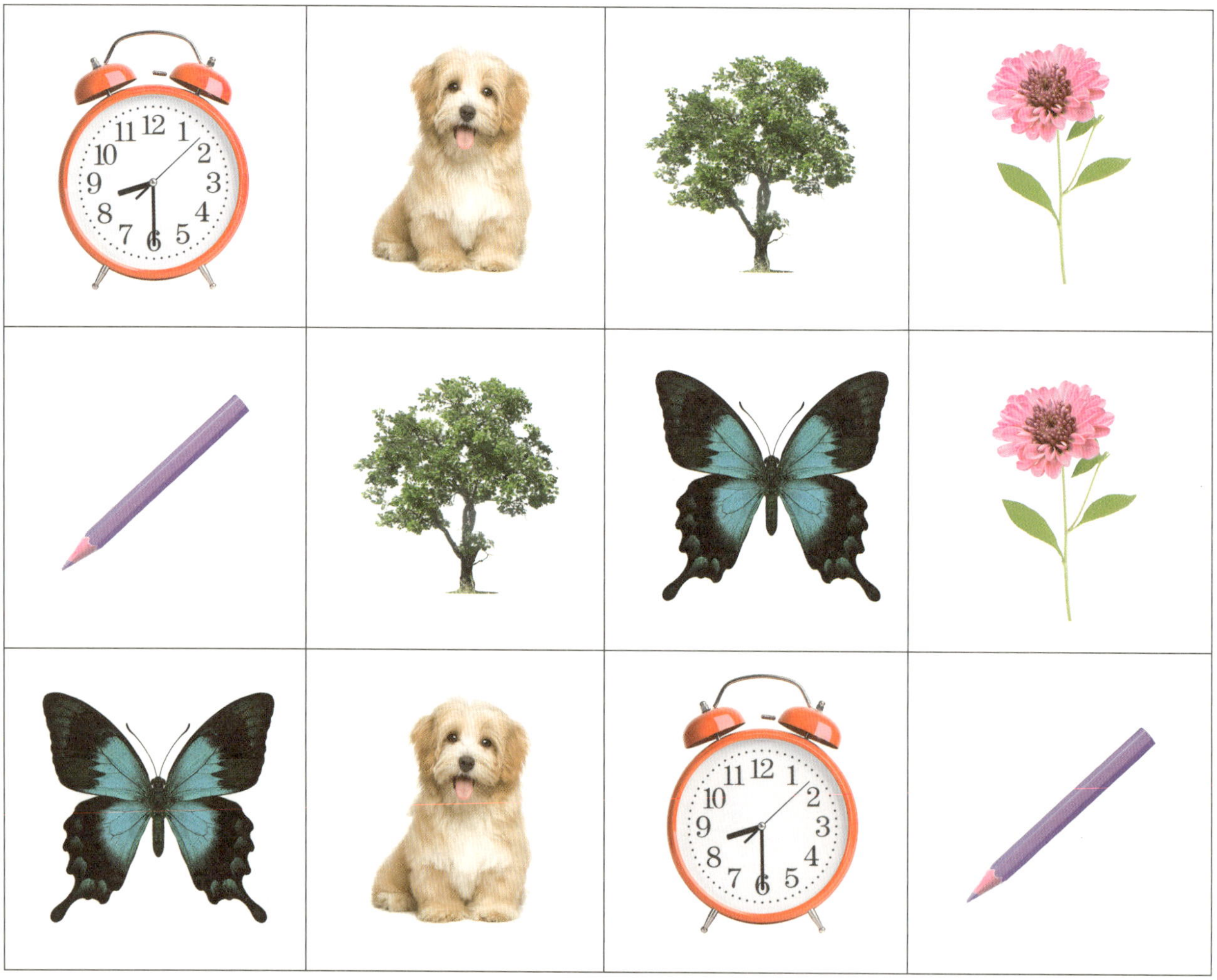

주의력

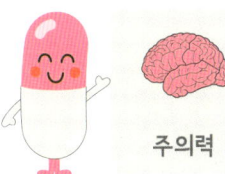

다음 그림에서 사과만 찾아 ◯ 표시하고, 개수가 몇 개인지 괄호 안에 적어 보세요. (　　　　　　) 개

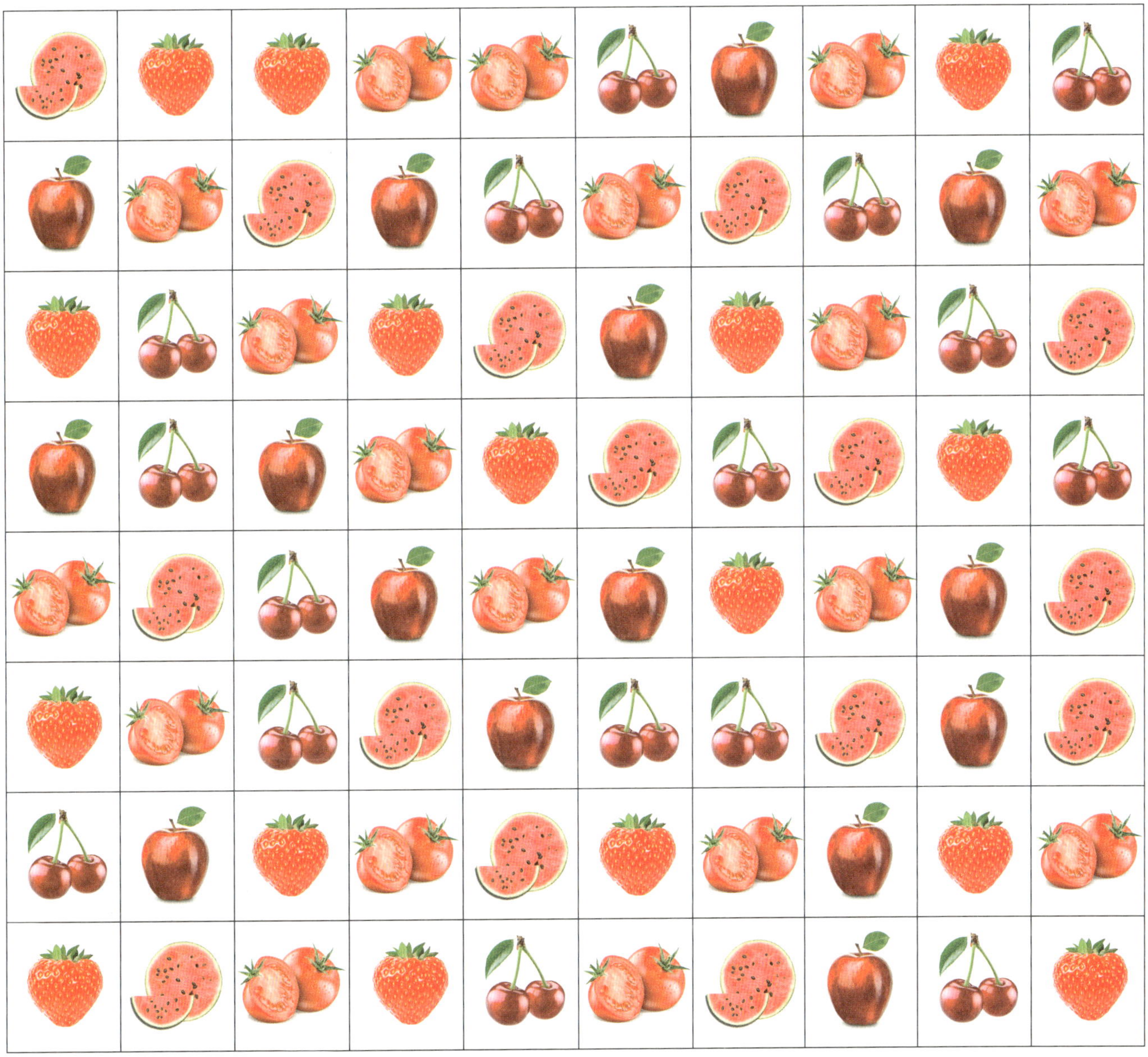

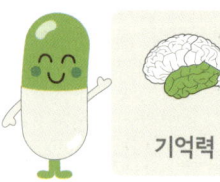

기억력

앞 장(110쪽)에서 기억한 사진들을 잘 떠올리며, 괄호 안에 어떤 사진이 들어갈지 보기 에서 골라 알맞은 번호를 적어 주세요.

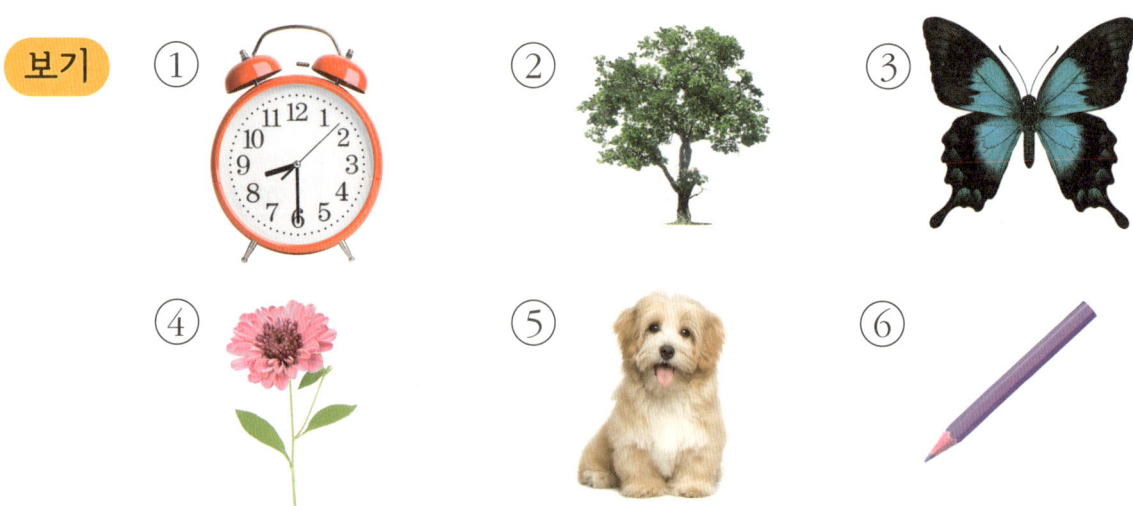

매일매일 뇌의 근력을 키우는 치매 예방 문제집

365 Brain Fitness
365 브레인 피트니스

정 답

08

1일

날짜: 년 월 일 요일 날씨:
시작 시각: 시 분   마친 시각: 시 분

다음에서 ㄱ, ㄴ, ㄷ, ㄹ, ㅁ … 순으로 선을 그어 연결해 보세요. 단, 가로나 세로, 또는 대각선 방향으로 한 칸씩 움직여 연결해야 합니다.

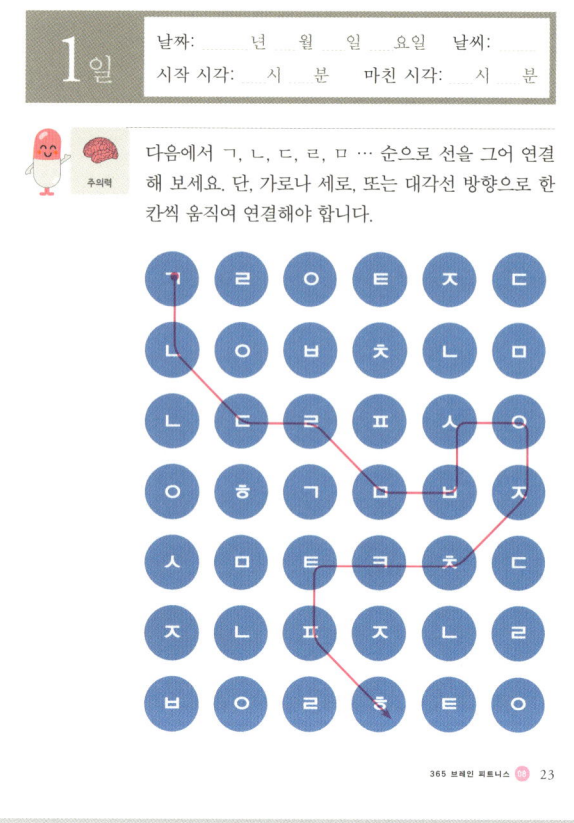

다음 문제를 풀어 보세요.

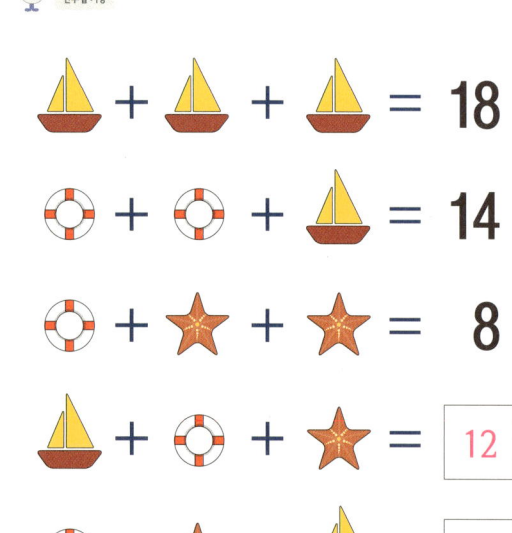

답: 12, 0

다음 **보기** 의 단어들을 아래의 4가지 범주로 나눠 빈칸에 적어 보세요.

보기
볼펜 침낭 버스 라면 기차 호떡
연필 버너 빵 지우개 택시 가위
텐트 냉면 코펠 지하철

1. 밀가루로 만든 음식	2. 캠핑 도구
빵, 라면, 호떡, 국수	침낭, 버너, 코펠, 텐트

3. 교통수단	4. 학용품
버스, 기차, 택시, 지하철	볼펜, 연필, 가위, 지우개

2일

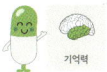 다음은 신문 기사의 일부입니다. 밑줄 친 곳을 주의해서 읽고, 잘 기억해 두세요.

치매 예방의 비결

치매를 예방하려면 매일 뇌에 건전한 자극을 주어야 한다. 독서를 하거나 바둑 같은 게임을 하는 것이 좋다. 건강하게 장수하는 사람들은 대부분 이런 활동을 하는 사람들이다. KBS의 프로그램에 소개된 건강한 노인 중 일본인 쇼치 사브로 씨가 있다. 106세인 사브로 씨는 아침 운동과 외국어 공부, 재활용품을 이용한 장난감 만들기를 한다고 한다. 103세인 대만의 최이지에천 씨는 매일 부인과 마작 게임을 즐긴다고 한다. 이번 학기에 내가 가르쳤던 명지대 사회 교육 과정에는 70대 학생이 세 명 있었다. 두 명은 여성인데 한 번도 결석하지 않고 열심히 수업에 참석했다. 궁금한 점이 있으면 질문도 하고 리포트도 정성껏 써서 냈다. 이들은 공부하는 것이 재미있다고 한다. 바둑의 생불여사 격인 치매를 예방하려면 적당한 운동과 함께 뇌도 운동시켜 줄 필요가 있다. 재미있게 즐기면서 뇌를 자극하는 활동은 선택이 아니라 필수라는 점을 명심하자.

[출처: 중앙일보] 70대 바둑기사-40대 직장인, 두 사람의 뇌 비교해 보니

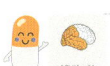 다음 그림에서 왼쪽을 바라 보는 사람에게 ○ 표시해 보세요.

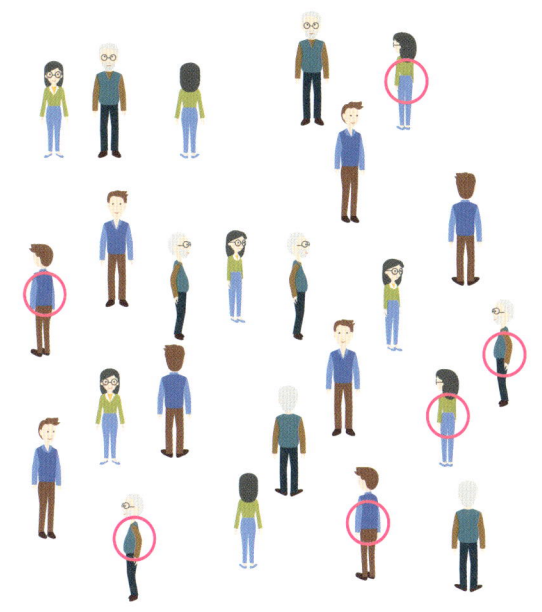

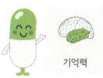 앞 장(26쪽)의 신문 기사를 떠올리며, 빈칸을 채워 보세요.

치매 예방의 비결

치매를 예방하려면 매일 뇌에 건전한 자극을 주어야 한다. 독서를 하거나 (바둑) 같은 게임을 하는 것이 좋다. 건강하게 장수하는 사람들은 대부분 이런 활동을 하는 사람들이다. KBS의 프로그램에 소개된 건강한 노인 중 일본인 쇼치 사브로 씨가 있다. 106세인 사브로 씨는 (아침 운동)과 (외국어 공부), 재활용품을 이용한 (장난감 만들기)를 한다고 한다. 103세인 대만의 최이지에천 씨는 매일 부인과 (마작 게임)을 즐긴다고 한다. 이번 학기에 내가 가르쳤던 명지대 사회 교육 과정에는 70대 학생이 세 명 있었다. 두 명은 여성인데 한 번도 결석하지 않고 열심히 수업에 참석했다. 궁금한 점이 있으면 질문도 하고 리포트도 정성껏 써서 냈다. 이들은 공부하는 것이 재미있다고 한다. 바둑의 생불여사 격인 치매를 예방하려면 적당한 운동과 함께 뇌도 운동시켜 줄 필요가 있다. (재미)있게 즐기면서 (뇌)를 자극하는 활동은 선택이 아니라 필수라는 점을 명심하자.

[출처: 중앙일보] 70대 바둑기사-40대 직장인, 두 사람의 뇌 비교해 보니

3일

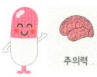 다음 표에는 같은 숫자가 세 번씩 나오는 것이 있습니다. 모두 찾아서 아래 빈칸에 적어 보세요.

153	842	576	843	274	635	314
694	808	669	982	509	482	391
332	314	403	752	356	578	922
476	115	257	618	669	825	169
227	843	594	186	811	261	604
792	962	200	314	893	973	457
578	367	413	746	539	669	121
192	884	843	512	578	931	624

314	578	669	843

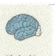 다음은 가운데 글자를 따라 단어 잇기를 하고 있습니다. 빈칸에 들어갈 알맞은 글자를 적어 보세요.

고	구	마
구	**경**	꾼
경	운	기
운	동	장
동	**물**	원
물	고	기

소	나	무
나	**무**	꾼
무	**지**	개
지	**하**	철
하	소	연
소	쿠	리

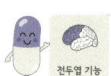 다음 상자 안에 있는 여러가지 중에서, 가장 관련이 없는 1개를 골라 ○ 표시해 보세요.

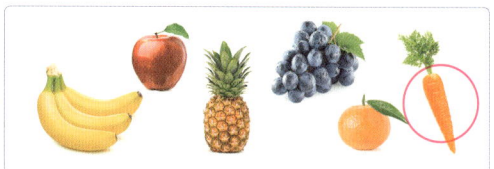

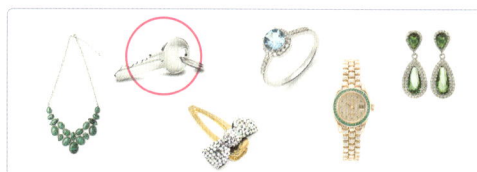

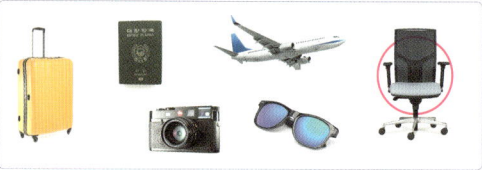

4일

날짜:　　년　월　일　요일　날씨:
시작 시각:　　시　분　마친 시각:　　시　분

  기억하는 방법에 대해서 배워 보겠습니다. 오늘 사야 할 물건이 9개 있습니다. 사야 할 물건을 모두 기억하기 위해서는 전략이 필요합니다. 첫 글자를 모아서 기억하는 것도 좋은 전략이지만, 오래 기억되지는 않습니다. 더 좋은 전략은 관련 있는 것끼리 묶어서 머릿속에서 상상을 하면서 외우는 것입니다.

고사리, 칫솔, 수건, 비누, 바지, 고춧가루, 배추, 양말, 모자

위에 적은 목록이 우리가 사야 할 물건입니다. 자, 이제 부엌, 욕실, 안방이 있는 집을 상상해 보세요. 각자의 집을 떠올려도 좋습니다.

1. 부엌에 두어야 할 물건을 골라 적어 보세요.
　(**고사리**), (**고춧가루**), (**배추**)

2. 욕실에 두어야 할 물건을 골라 적어 보세요.
　(**칫솔**), (**수건**), (**비누**)

3. 옷장이 있는 안방에 두어야 할 물건을 골라 적어 보세요.
　(**바지**), (**양말**), (**모자**)

잠시 뒤에 물건을 사러 갈 거예요. 상상하며 잘 기억해 두세요.

 다음의 그림 조각 중에 아래 그림에 들어가지 않는 조각을 골라서 ○ 표시해 보세요.

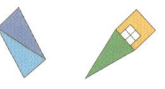

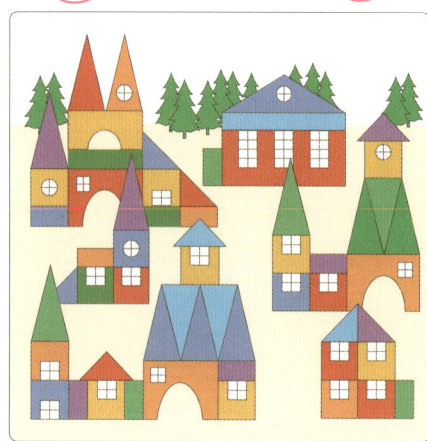

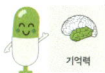 앞 장(32쪽)에서 기억하는 방법에 대해서 배워 보았습니다. 사야 할 9가지 물건을 기억하기 위해, 집안에 물건을 둔 모습을 상상하면서 외워 보았습니다. 조금 전에 상상한 모습을 다시 머릿속에 떠올려 보세요. 그리고 생각나는 물건 이름을 적어 보세요.

1. 부엌에 두어야 할 물건?
(고사리), (고춧가루), (배추)

2. 욕실에 두어야 할 물건?
(칫솔), (수건), (비누)

3. 옷장이 있는 안방에 두어야 할 물건?
(바지), (양말), (모자)

5일

날짜: 년 월 일 요일 날씨:
시작 시각: 시 분   마친 시각: 시 분

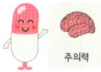 다음 계산 문제를 풀어 보세요.

```
   5        16        48
+  8      +  7      + 23
─────    ─────    ─────
  13        23        71

   9        14        36
−  5      −  8      − 17
─────    ─────    ─────
   4         6        19

   3        17        22
×  3      ×  2      × 15
─────    ─────    ─────
   9        34       330
```

2) 6 = 3   8) 24 = 3   5) 125 = 25

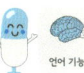 다음 글을 읽고, 일이 일어난 순서대로 빈칸에 번호를 적어 보세요.

1.

진동벨이 울리고 아이스카페라테를 받아 커피숍을 나왔다.	커피를 마시기 위해서 커피숍에 들어갔다.	점원이 진동벨을 건네주었다.	아이스카페라테 한 잔을 점원에게 주문을 했다.
4	1	3	2

2.

나도 모르게 알람을 끄고 다시 잠이 들었다.	깜짝 놀라 일어나 보니 8시 30분이다. 지각이다.	7시 30분에 알람이 울렸다.	엄마가 나를 깨운다.
2	4	1	3

 다음에서 왼쪽과 오른쪽의 그림을 비교해 보세요. 달라진 부분이 있을 거예요. 어떤 부분이 이동되어 오른쪽 도형이 되었는지, 왼쪽 도형에 ○ 표시해 보세요.

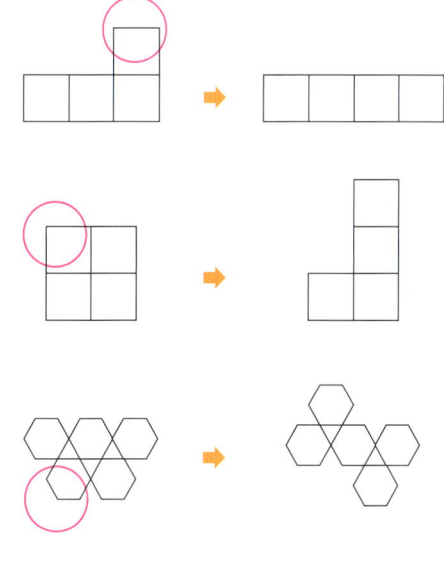

6일

날짜: ___년 ___월 ___일 ___요일 날씨: ___
시작 시각: ___시 ___분 마친 시각: ___시 ___분

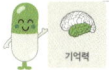 최순자 할머니가 장을 보고 계산을 하려고 하네요. 어떤 물건들을 샀는지, 계산대에 놓여 있는 물건들을 잘 기억해 두세요.

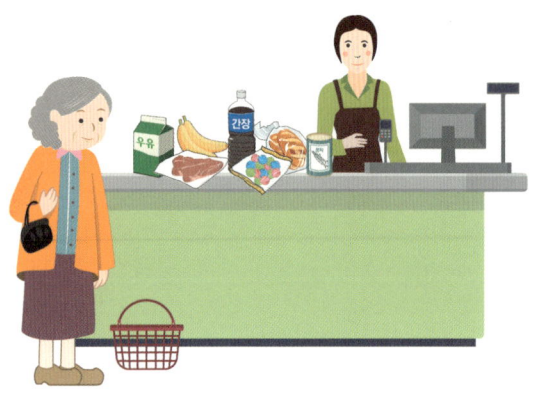

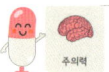 다음 보기 와 같이 2개의 도형이 붙어 있는 곳에 □ 표시해 보세요.

보기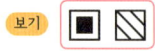

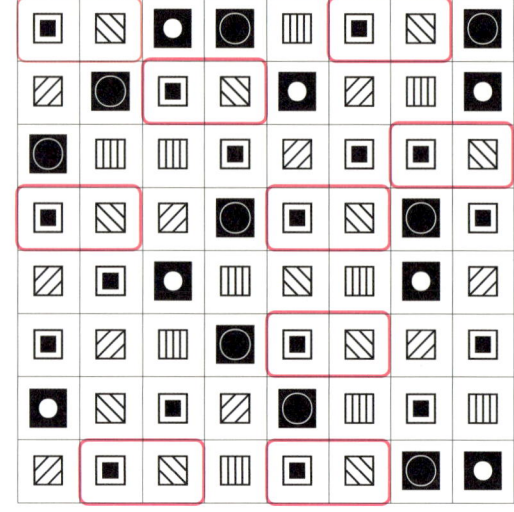

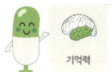 앞 장(38쪽)에서 최순자 할머니가 장을 본 품목에 모두 ○ 표시해 보세요.

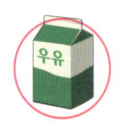 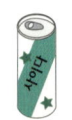 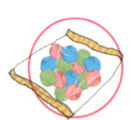
 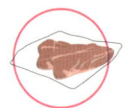 
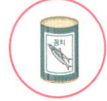 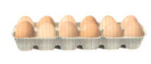
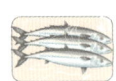 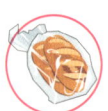 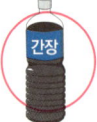

7일

날짜: ___년 ___월 ___일 ___요일 날씨: ___
시작 시각: ___시 ___분 마친 시각: ___시 ___분

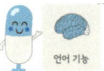 다음 질문에 알맞은 답을 찾아 ○ 표시해 보세요.

1. 귀가 안 들릴 때 사용하는 것은?   안경   보청기
2. 무게를 잴 때 사용하는 것은?   줄자   저울
3. 추울 때 사용하는 것은?   에어컨   담요
4. 손을 보호하기 위해 사용하는 것은?   장갑   양말
5. 비가 올 때 사용하는 것은?   모자   우산
6. 편지를 보낼 때 가는 곳은?   우체국   전화국
7. 설거지할 때 사용하는 것은?   고무장갑   면장갑
8. 세탁할 때 사용하는 것은?   퐁퐁   세제
9. 글자를 지울 때 사용하는 것은?   가위   지우개

다음은 스도쿠 게임입니다. 게임 규칙을 보고 빈칸에 적절한 그림의 번호를 찾아서 적어 보세요.

게임 규칙
모든 가로 줄, 세로 줄에 4가지 모형이 한 번씩만 있어야 함

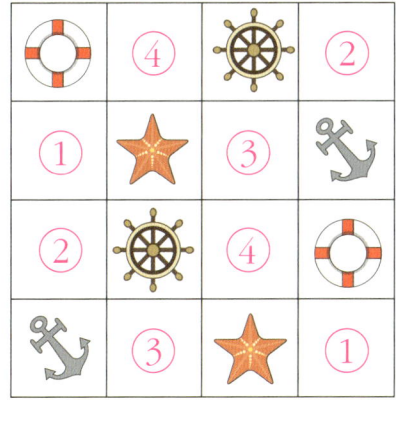

다음 보기 와 같이 국기 그림을 왼쪽으로 90도 방향으로 돌려서 그려 보세요.(종이를 돌려서 확인하시면 반칙입니다).

보기

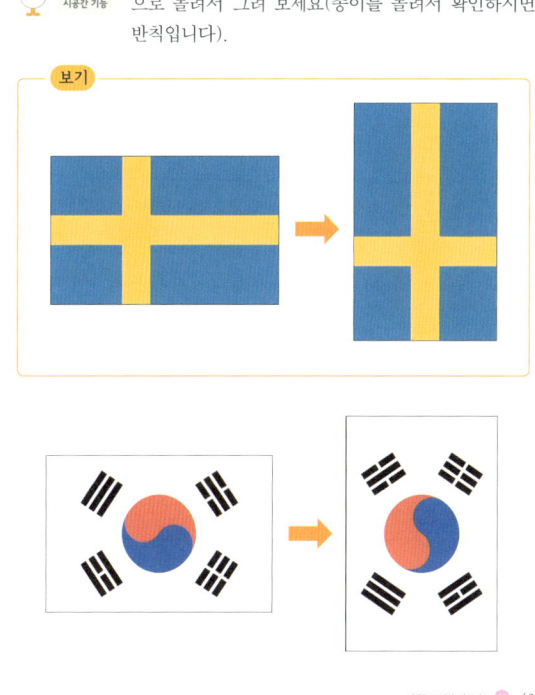

8일

날짜: 년   월   일   요일   날씨:
시작 시각: 시   분   마친 시각: 시   분

다음은 월별 제철 해산물에 대한 정보입니다. 잘 기억해 두세요.

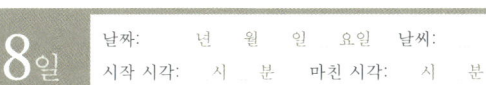

월	해산물	월	해산물
1월	명태, 과메기	7월	갈치
2월	꼬막, 삼치	8월	전복
3월	주꾸미	9월	굴, 대하
4월	미더덕	10월	게, 해삼
5월	장어, 멍게	11월	꽁치, 가리비
6월	다슬기	12월	아귀, 도미

 다음 글을 잘 읽고 해당 국기에 ○표시해 보세요.

십자가 모양이 있고, 십자가의 두 직선 길이가 달라야 해요. 그리고 대각선이 없어야 하고, 3가지 이상의 색깔이 있으면 안 돼요.

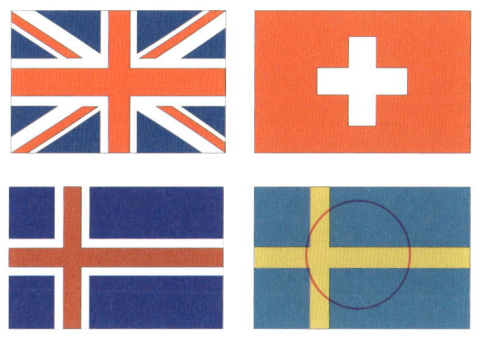

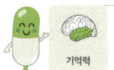 앞 장(44쪽)에서 보았던 월별 제철 해산물을 잘 기억하여 바르게 연결해 보세요.

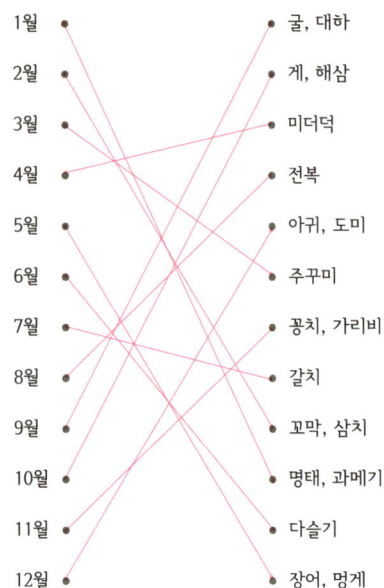

1월	•	•	굴, 대하
2월	•	•	게, 해삼
3월	•	•	미더덕
4월	•	•	전복
5월	•	•	아귀, 도미
6월	•	•	주꾸미
7월	•	•	꽁치, 가리비
8월	•	•	갈치
9월	•	•	꼬막, 삼치
10월	•	•	명태, 과메기
11월	•	•	다슬기
12월	•	•	장어, 멍게

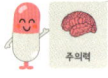

| 날짜: | 년 월 일 요일 | 날씨: |
| 시작 시각: | 시 분 | 마친 시각: 시 분 |

다음 빈칸에 1~9까지 중복되지 않게 한 번씩만 빈칸에 적어 보세요.

1	9	3
6	7	5
4	8	2

1	6	3
4	5	2
7	9	8

이번에는 한글 가, 나, 다, 라, 마, 바, 사, 아, 자, 차, 카, 타를 중복되지 않게 한 번씩만 빈칸에 적어 보세요.

나	가	다	라
사	마	아	차
바	타	자	카

아	다	라	마
바	사	나	자
차	가	카	타

중복되지 않게 적으면 다른 경우도 답이 될 수 있습니다.

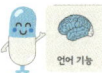 다음 보기와 같이 제시된 글자로 2행시, 3행시를 지어 보세요.

보기
- 사 랑하는 후손을 위해
- 자 연 보호는 필수이다.

1.
- 소 금은 아주 중요한
- 식 식재료이다.

2.
- 대 대한민국이라는
- 나 나라는
- 무 무한한 가능성을 가지고 있다.

첫 글자에 맞게 자유롭게 쓰셨으면 모두 답이 될 수 있습니다.

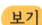 다음 보기의 규칙을 적용하여 아래 빈칸에 들어갈 기호를 적어 보세요.

1. 보기: □, ●, ☆, ♥ → ● ☆ ♥ □

○, ◆, △, ■ → ◆ △ ■ ○

2. 보기: ☆, ◀, ■, ▷ → ■ ◀ ☆ ▷

●, ♥, ♠, ◆ → ♠ ♥ ● ◆

10일

날짜: 년   월   일   요일   날씨:
시작 시각: 시   분   마친 시각: 시   분

오늘은 윤동주 시인의 멋진 시를 한 편 읽고 외워 보겠습니다. 큰 소리로 시를 읽은 후, 아래에 적어 보면서 기억해 두세요.

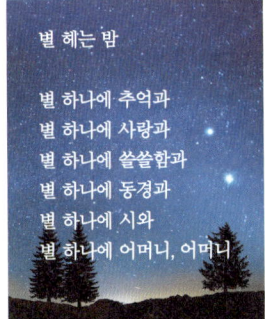

별 하나에

별 헤는 밤

별 하나에 추억과
별 하나에 사랑과
별 하나에 쓸쓸함과
별 하나에 동경과
별 하나에 시와
별 하나에 어머니, 어머니

시의 반복되는 구절에 붙는 핵심 단어 6개를 잘 기억해 두세요.

| 추억 | 사랑 | 쓸쓸함 |
| 동경 | 시 | 어머니 |

다음 두개의 퍼즐 조각은 아래 큰 퍼즐의 일부분입니다. 이 조각이 큰 퍼즐에 각각 몇 개씩 있는지 개수를 적어 보세요. 표시를 하면서 세어 보세요.

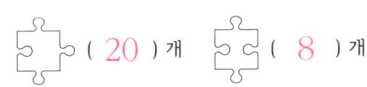

(20)개   (8)개

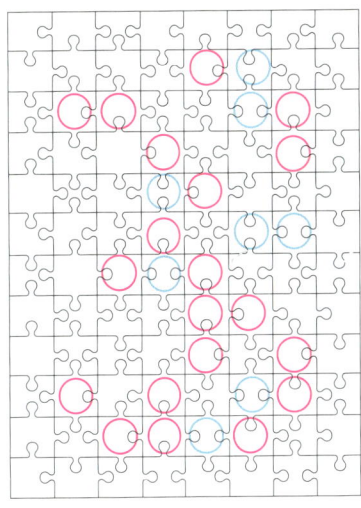

앞 장(50쪽)에서 윤동주 시인의 「별 헤는 밤」 시를 읽고 외워 보았습니다. 시를 떠올리며 빈칸에 알맞은 단어를 적어 보세요.

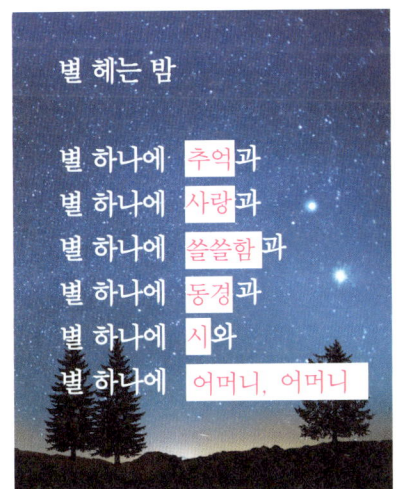

별 헤는 밤

별 하나에 추억과
별 하나에 사랑과
별 하나에 쓸쓸함과
별 하나에 동경과
별 하나에 시와
별 하나에 어머니, 어머니

※ 멋진 시를 기억해 두었다가 친구나 가족에게 소개해 주세요. 손 편지도 좋고 핸드폰 메시지도 좋습니다. 한 번 더 반복하여 암기한다면 오래 기억에 남을 수 있어요.

11일

날짜: 년   월   일   요일   날씨:
시작 시각: 시   분   마친 시각: 시   분

다음 세 글자 단어가 완성되도록 선으로 연결해 보세요.

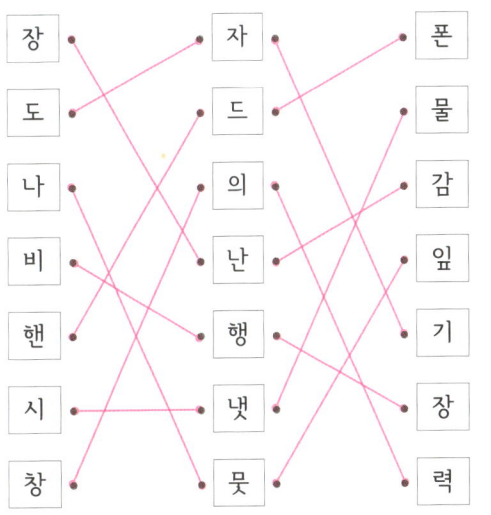

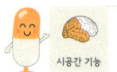 다음 색종이를 펼치면 어떤 모양이 될지, 알맞은 모양을 찾아 선으로 연결해 보세요.

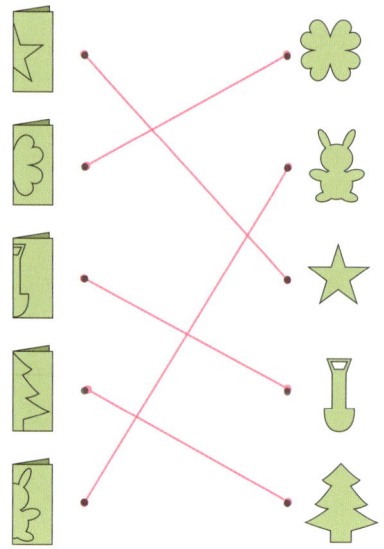

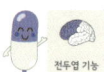 다음 글자들의 변화를 보면서 규칙을 찾고, 빈칸에 들어갈 단어를 자유롭게 적어 보세요.

다람쥐 → 별 → 사슴 → 고구마 → 삶 →
볼펜 → (무지개) → 공 → 노래 →
케이크 → (돈) → 빨강 → 물고기
→ 낮 → (장미)

*규칙: (세 글자, 두 글자, 한 글자 단어)
순서대로 적으면 정답입니다.

다양한 답이 나올 수 있습니다.

12일

날짜: 년   월   일   요일   날씨:
시작 시각: 시   분   마친 시각: 시   분

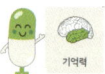 버섯은 치매를 예방하는 데 좋은 음식 중 하나입니다. 다음에는 여러 종류의 버섯들이 소개되고 있습니다. 버섯의 모양과 이름을 잘 보고 기억해 두세요.

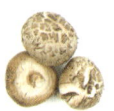 표고버섯
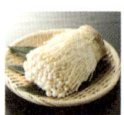 팽이버섯
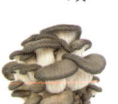 느타리버섯
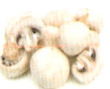 양송이버섯
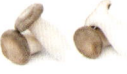 새송이버섯
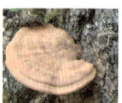 영지버섯

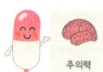 다음 표에는 요일이 다양하게 적혀 있습니다. 수요일에만 모두 ○ 표시해 보세요.

월요일	목요일	화요일	수요일	화요일	일요일	금요일
금요일	화요일	월요일	토요일	수요일	목요일	토요일
화요일	토요일	화요일	금요일	일요일	목요일	수요일
일요일	금요일	수요일	월요일	목요일	월요일	금요일
월요일	수요일	일요일	목요일	화요일	토요일	월요일
목요일	월요일	토요일	일요일	수요일	일요일	화요일
토요일	수요일	목요일	금요일	화요일	월요일	수요일

앞 장(56쪽)에서 기억한 버섯을 잘 떠올리며, 빈칸에 버섯의 이름을 적어 보세요.

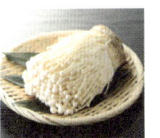 (**팽이버섯**)   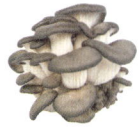 (**느타리버섯**)

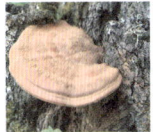 (**영지버섯**)   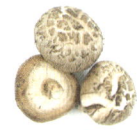 (**표고버섯**)

 (**새송이버섯**)   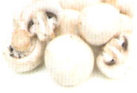 (**양송이버섯**)

13일

날짜: 년 월 일 요일 날씨:
시작 시각: 시 분 마친 시각: 시 분

 다음 상황에서 해결책을 적어 보세요.

1. 건물 안에서 탄 냄새가 자꾸 나요. 어디에서 불이 난 것인지 알 수가 없어요. 어떻게 해야 할까요?
"불이 났어요!" 소리치고 안전한 곳으로 대피한다.
119로 전화한다.

2. 길을 가다가 갑자기 쓰러진 사람이 있어요. 내가 제일 먼저 발견한 것 같아요. 어떻게 해야 할까요?
주변 사람들에게 쓰러진 사람이 있다고 119에 연락해 달라고 한다. 심폐소생술을 알 경우 바로 실시하고, 모를 경우 주변 사람들에게 도움을 요청한다.

3. 전화가 왔는데 말투도 이상하고, 개인 정보나 은행과 관련한 정보를 요구합니다. 아무래도 보이스피싱 같아요. 어떻게 해야 할까요?
지시에 따르지 말고 바로 전화를 끊어야 한다. 피해를 당한 부분이 있다면 지급정지 신고는 경찰청(112)으로 하고, 피해 상담을 받으려면 금융감독원(1332)으로 연락한다.

4. 통장으로 출처를 알 수 없는 돈이 입금된 것을 확인했어요. 어떻게 해야 할까요?
자신의 통장으로 들어온 돈이라고 임의대로 사용해서는 안 된다. 은행 고객센터로 문의해서 해당 사실을 알려야 한다.

이외에도 다양한 답이 나올 수 있습니다.

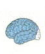 다음 보기 와 같이 제시된 단어들 중 관련이 없는 단어를 골라 X 표시해 보세요.

보기: 고양이 개 말 **머리** 호랑이

1. 소파 의자 **주전자** 책상 탁자
2. 글러브 배트 공 헬멧 **골대**
3. **바나나** 배추 오이 무 당근
4. 브레이크 상향등 사이드미러 **페달** 방향지시등
5. 벚꽃 개나리 **양파** 국화 무궁화
6. 중국 일본 대만 홍콩 **영국**
7. 기타 **드럼** 첼로 바이올린 비올라
8. 파스타 리소토 필라프 피자 **스시**

 다음 숫자를 순서대로 이어서 그림을 완성해 보세요.

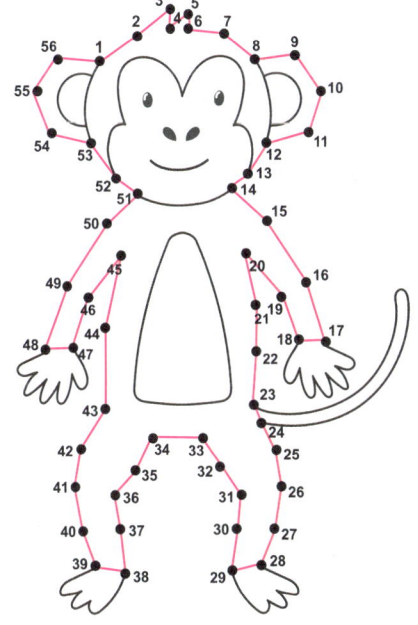

14일

날짜: 년 월 일 요일 날씨:
시작 시각: 시   분   마친 시각: 시   분

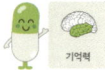 다음의 영화 포스터와 영화 제목 및 정보를 잘 기억해 두세요. 또한 영화를 보았던 때를 한번 떠올려 보며 추억해 보세요.

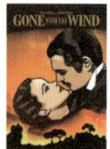 **바람과 함께 사라지다(1939년도 제작)**
- 보신 적 있나요? (   )
- 언제, 어디서 보셨나요? (   )
- 누구와 보셨나요? (   )

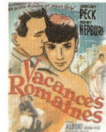 **로마의 휴일(1953년도 제작)**
- 보신 적 있나요? (   )
- 언제, 어디서 보셨나요? (   )
- 누구와 보셨나요? (   )

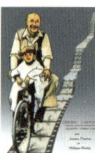 **시네마 천국(1988년도 제작)**
- 보신 적 있나요? (   )
- 언제, 어디서 보셨나요? (   )
- 누구와 보셨나요? (   )

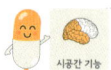 다음 그림이 완성되려면 어떤 그림이 들어가야 할지 적절한 번호를 골라서 괄호 안에 적어 보세요.

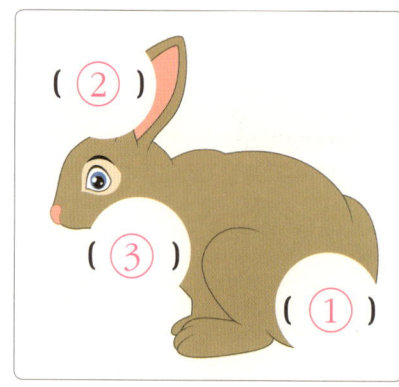

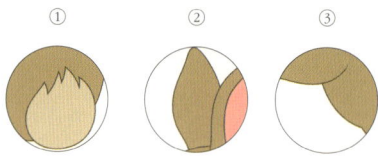

 앞 장(62쪽)에서 본 영화 포스터를 떠올리며, 빈칸을 채워 보세요.

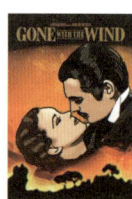 (**바람**)과 함께 사라지다
(**1939**)년도 제작

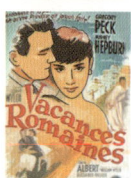 로마의 (**휴일**)
(**1953**)년도 제작

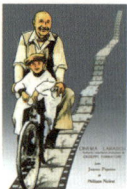 (**시네마**) 천국
(**1988**)년도 제작

15일

날짜: 년 월 일 요일 날씨:
시작 시각: 시   분   마친 시각: 시   분

다음 그림 중에서 보기 와 같이 기울어져 있는 우산을 모두 찾아 ○표시하고, 개수도 적어 보세요.

(**27**)개

보기 ☂

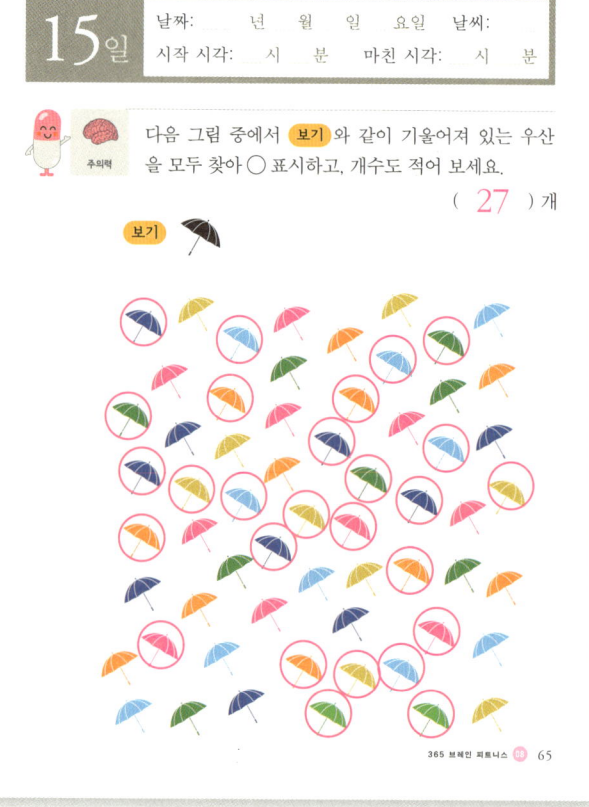

다음 보기 와 같이 제시된 글자로 끝나는 단어를 적어 보세요.

 다음 그림을 잘 보고 빈칸에 들어갈 알맞은 그림 조각의 번호를, 괄호 안에 적어 보세요.

보기				
선	동선	수선	광선	수송선
니	끼니	고니	몽니	고라니
이	어린이	구이	사이	구렁이
자	의자	상자	줄자	글자
정	고정	안정	우정	함정

이외에도 다양한 답이 나올 수 있습니다.

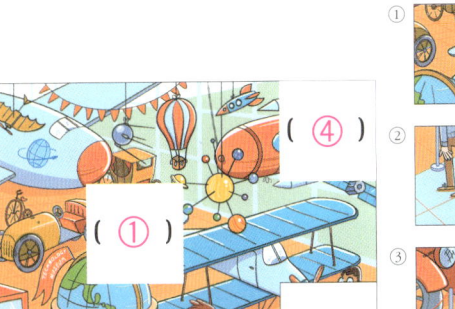

(④) (①) (⑤) (③) (②)

① ② ③ ④ ⑤

16일

날짜: 년 월 일 요일 날씨:
시작 시각: 시 분 마친 시각: 시 분

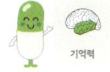 오늘은 뇌에 대해서 공부를 해 보겠습니다. 아래에 보이는 뇌는 왼쪽 옆에서 본 모습입니다. 이마엽, 관자엽, 마루엽, 뒤통수엽을 합쳐서 대뇌라고 하고, 그 아래에 있는 작은 뇌를 소뇌라고 합니다.

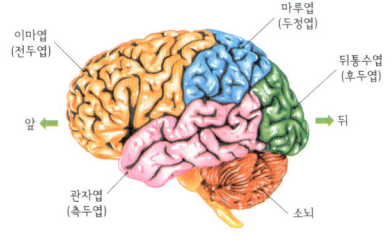

대뇌: 인지 기능
- 이마엽: 판단과 결정 능력
- 마루엽: 길 찾기 능력
- 관자엽: 기억력
- 뒤통수엽: 시각 기능

소뇌: 균형 능력

* 우리는 〈365 브레인 피트니스〉를 통해 대뇌의 인지 기능을 강화하는 훈련을 하고 있어요. 기억력을 담당하고 있는 관자엽을 활용하여 위 그림을 통해 뇌의 부위별 이름과 위치, 그리고 각각의 기능을 기억해 보세요.

 다음의 4개 그림이 가로나 세로 한 줄에 1개씩만 들어갈 수 있도록 보기를 참고하여 아래 빈칸에 이름을 적어 보세요.

빵 무당벌레 모자 돼지

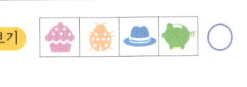

무당벌레	모자	돼지	빵
돼지	빵	모자	무당벌레
모자	무당벌레	빵	돼지
빵	돼지	무당벌레	모자

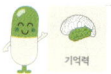 앞 장(68쪽)에서 뇌 그림을 보면서 뇌의 이름과 위치, 기능을 기억해 보았습니다. 각각의 이름과 그 기능을 연결하고, 뇌 그림에 각 부위의 번호를 적어 보세요.

1. 이마엽(전두엽) — 길 찾기 능력
2. 마루엽(두정엽) — 기억력
3. 관자엽(측두엽) — 판단과 결정 능력
4. 뒤통수엽(후두엽) — 균형 능력
5. 소뇌 — 시각 기능

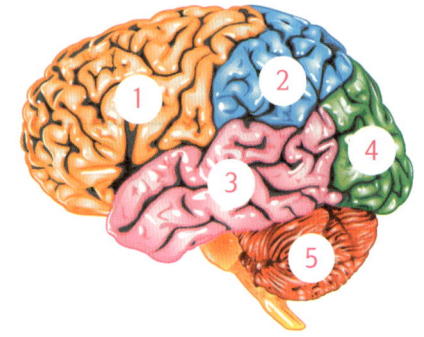

17일

날짜: 년 월 일 요일 날씨:
시작 시각: 시 분 마친 시각: 시 분

 다음의 이야기를 읽고 문제를 풀어 보세요.

영신이는 할머니를 모시고 병원에 왔습니다. 할머니는 오늘 여러 과의 진료가 예정되어 있습니다. 신경과 진료는 10시 40분이고, 정형외과 진료는 11시 20분, 안과 진료는 오후 1시입니다. 안과 진료 20분 전에 시력 검사를 받도록 안내 받았습니다.

- 병원 도착 시간은 10시 20분입니다.
- 병원 내 어느 위치에서든 목적지까지 이동 시간은 5분입니다.
- 각 과에서 진료 시간은 10분입니다.

1. 영신이와 할머니는 몇 시에 시력 검사를 받아야 할까요?
(**12시 40분**)

2. 영신이와 할머니는 정형외과 진료 후 점심 식사를 하려고 합니다. 점심 식사를 하는 데 몇 시간 몇 분을 사용할 수 있을까요?
(**1시간**)

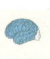 다음은 끝말잇기 게임입니다. 빈칸을 채워 보세요. (단, 단어 중 끝 글자가 반복되어 나오지 않도록 주의하세요. 답은 다양하게 나올 수 있습니다.)

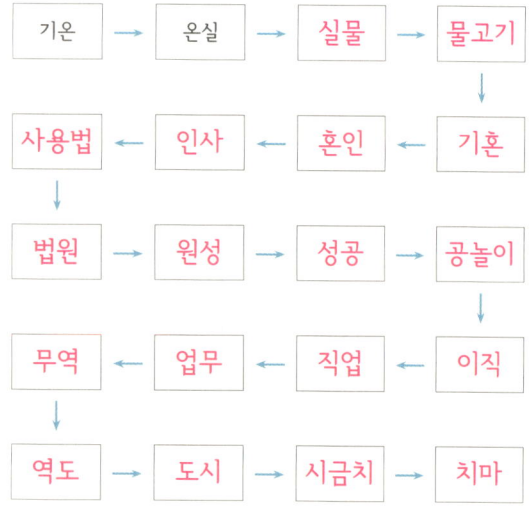

답은 다양하게 나올 수 있습니다.

 다음 그림에서 날개 방향이 모두 오른쪽인 것만 찾아 ○ 표시해 보세요.

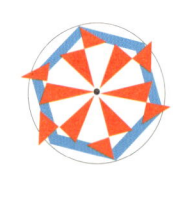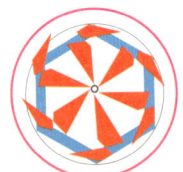
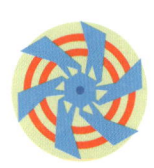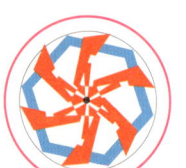
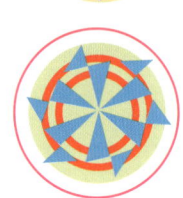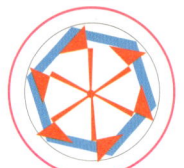

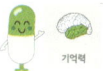

날짜: 년   월   일   요일   날씨:
시작 시각: 시   분   마친 시각: 시   분

다음은 타조에 대한 설명입니다. 설명을 잘 읽고, 기억해 두세요.

나는 타조예요. 새 중에서 가장 큰 새지요.
비가 잘 오지 않고 짧은 풀이 자라는 건조한 초원에서 살아요.
목이 기다랗고, 눈이 얼굴 양옆에 크게 있어 넓고 먼 곳까지 볼 수 있어요.
나는 조류이지만 날지를 못해요.
그래도 적이 나타나면 긴 다리로 엄청 빨리 달릴 수 있어요. 1시간에 약 70km까지 갈 수 있어 치타도 나를 따라잡을 수 없지요.
그리고 나는 알을 낳아요.
새알 중에서는 제일 크답니다.

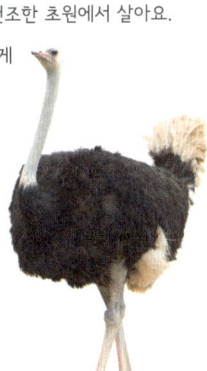

다음 ?에 들어갈 카드가 무엇인지 보기에서 찾아 선을 연결해 보세요.

앞 장(74쪽)에서 본 타조에 대한 설명을 잘 떠올리면서 다음 문제를 풀어 보세요. 문제가 맞으면 ○, 틀리면 × 표시해 보세요.

1. 타조는 새 중에서 가장 큰 새입니다.
   (○)

2. 타조는 한 시간에 약 77km까지 달릴 수 있어요.
   (×)

3. 타조는 눈이 나빠요.
   (×)

4. 타조는 날 수 없어요.
   (○)

5. 타조알은 새알 중에서 가장 작아요.
   (×)

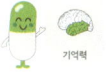

날짜: 년   월   일   요일   날씨:
시작 시각: 시   분   마친 시각: 시   분

다음은 색깔이 다양한 돛단배 그림입니다. 조건에 맞는 배 그림에 표시해 보세요.

1. 노란 별이 있고, 빨간 돛이 있는 깃발이 왼쪽으로 날리고 있는 돛단배에 ○ 표시해 보세요.

2. 주황색 바탕에 흰 별이 그려진 돛이 있는 깃발이 오른쪽으로 날리고 있는 돛단배에 △ 표시해 보세요.

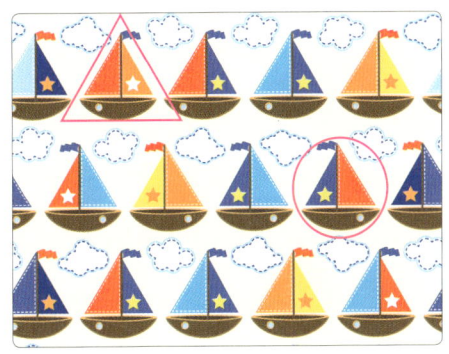

다음은 미로 찾기 게임입니다. 제시된 동물들 중 털이 있는 동물들을 따라서 선으로 연결해 보세요.

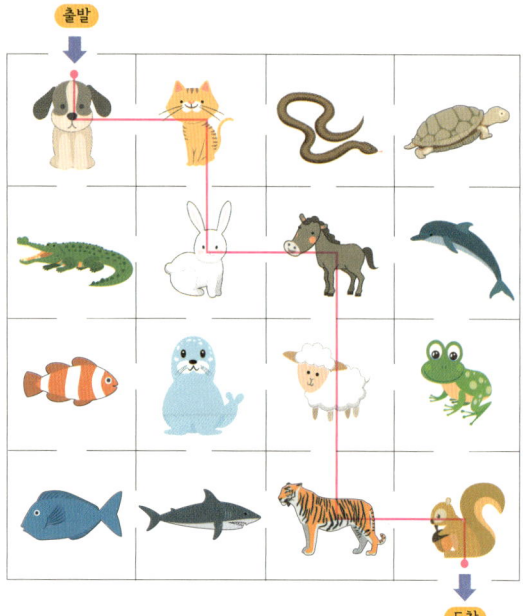

다음 사진 중 이름이 'ㅁ'으로 시작하는 것에 ◯ 표시해 보세요.

다음 사진 중 이름이 'ㅂ'으로 시작하는 것에 ◯ 표시해 보세요.

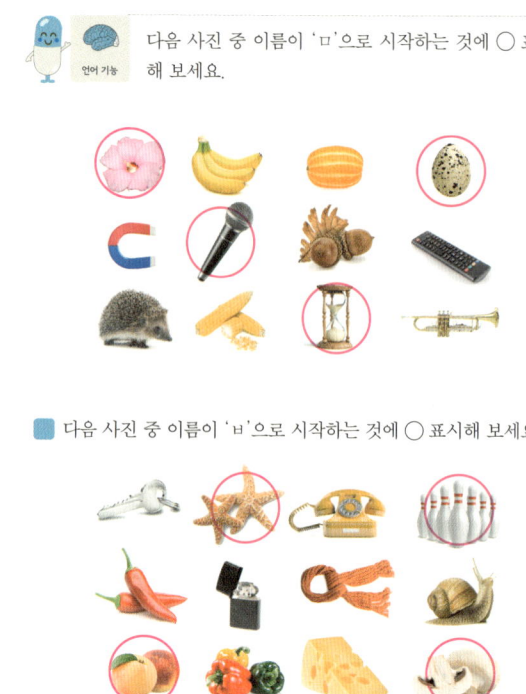

20일

날짜: 년   월   일   요일   날씨:
시작 시각: 시   분   마친 시각: 시   분

다음은 아이들이 좋아하는 대표적인 공룡들입니다. 공룡의 이름을 잘 기억해 두세요.

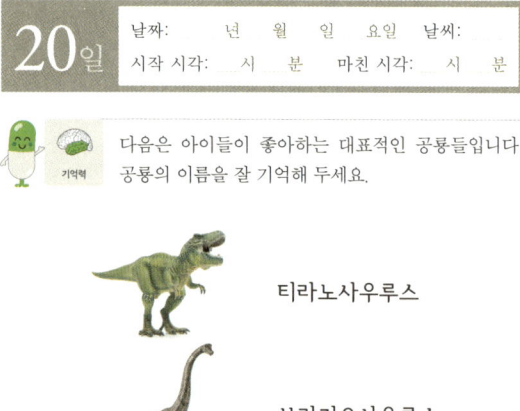

티라노사우루스

브라키오사우루스

트리케라톱스

스테고사우루스

다음 꽃 그림의 그림자로 알맞은 것을 찾아 ◯ 표시해 보세요.

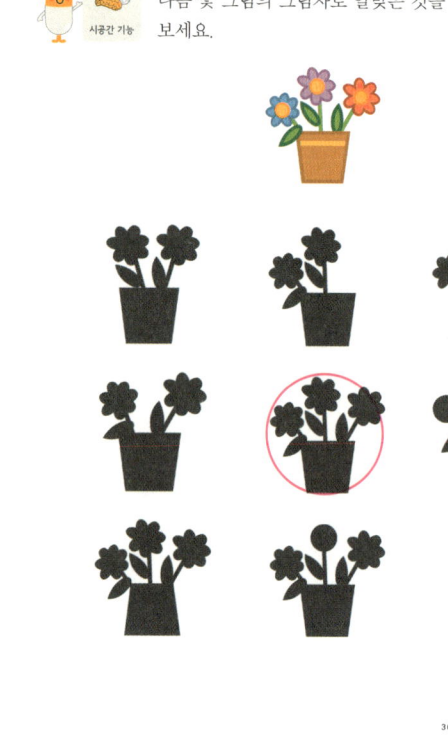

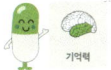 앞 장(80쪽)에서 본 공룡의 그림과 이름을 바르게 연결해 보세요.

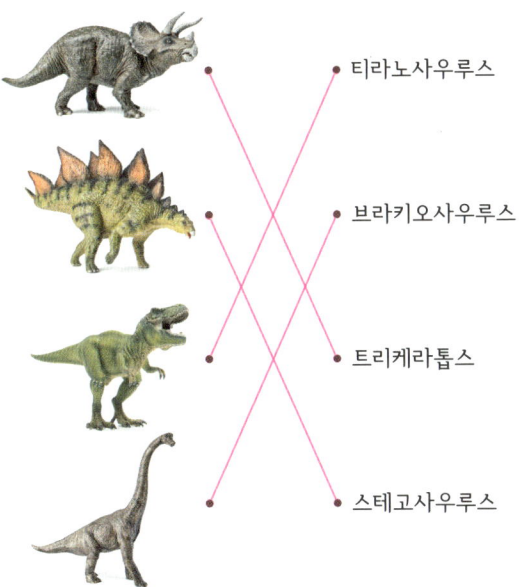

21일

날짜: 년 월 일 요일 날씨:
시작 시각: 시   분   마친 시각: 시   분

 다음 그림을 보고 물음에 답해 보세요.

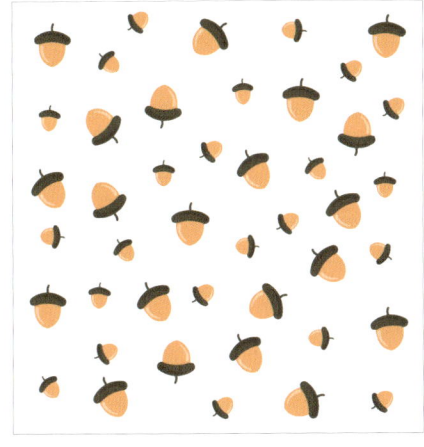

🌰 큰 도토리는 모두 몇 개인가요?   (21) 개
🌰 작은 도토리는 모두 몇 개인가요?   (23) 개

 다음에 제시된 글자로 알맞은 단어나 문장을 해당 자릿수만큼 가로 줄에 만들어 보세요.

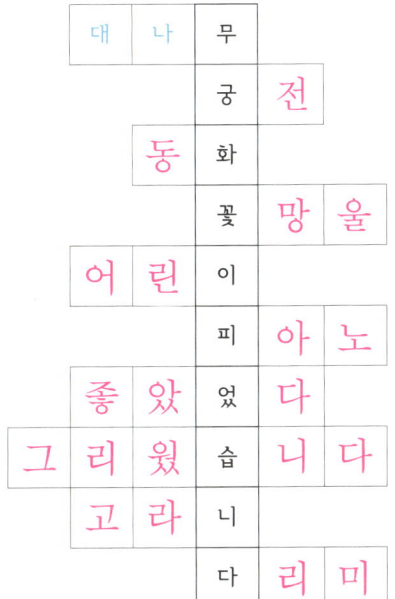

 다음 중에서 똑같은 색깔의 우산을 2개 찾아 ○ 표시해 보세요.

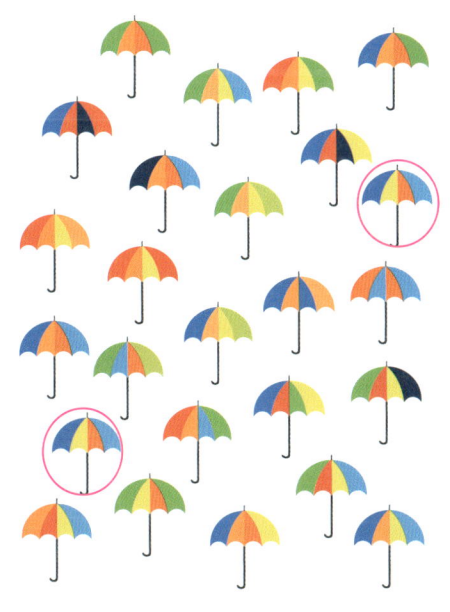

22일

날짜: 년 월 일 요일   날씨:
시작 시각: 시 분   마친 시각: 시 분

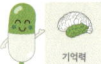 오늘은 유명 화가의 그림을 감상하겠습니다. 그림을 보면서 각자의 느낌을 한 줄로 간단하게 적어 보세요 (정답은 없습니다). 그리고 그림 - 화가 - 제목 을 잘 묶어서 기억해 두세요.

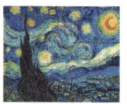 화가 고흐   제목 별이 빛나는 밤
느낌:

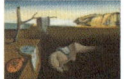 화가 달리   제목 기억의 지속
느낌:

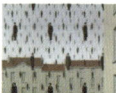 화가 르네 마그리트   제목 겨울비
느낌:

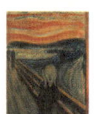 화가 뭉크   제목 절규
느낌:

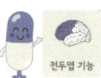 오늘은 본인이 광고 회사 대표라고 상상하면서, 신제품에 대한 설명을 읽어 보고 신제품의 이름을 정해 보세요. 또한 간단한 광고 문구도 작성해 보세요.

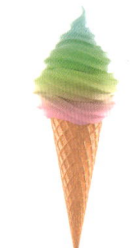

신제품 이름: 아이스크림
신제품 설명: 무지개 색깔의 아이스크림으로, 맛은 새콤달콤하면서 시원하고 깔끔합니다.

신제품 이름
광고 문구

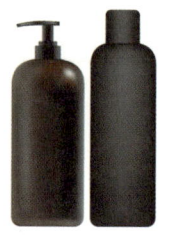

신제품 이름: 샴푸 & 컨디셔너
신제품 설명: 유기농 원료를 사용하여 피부가 민감한 사람도 부담 없이 사용할 수 있습니다. 제품 사용 후에는 자연의 풀잎향이 납니다.

신제품 이름
광고 문구

정해진 답은 없습니다. 자유롭게 창작해 주시면 어떤 것도 답이 될 수 있습니다.

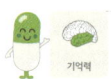 앞 장(86쪽)에서 유명 화가의 그림을 감상하였습니다. 그림 - 화가 - 제목 에 맞게 연결해 보세요.

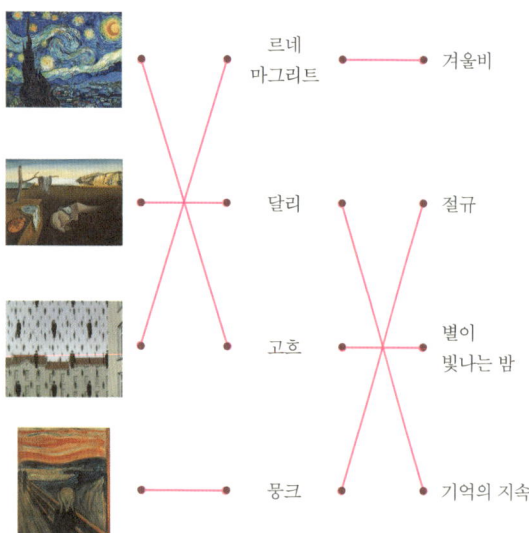

23일

날짜: 년 월 일 요일   날씨:
시작 시각: 시 분   마친 시각: 시 분

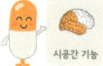 두 개의 공구함이 있습니다. 위의 공구함에 있는 공구와 방향이 다른 공구를 찾아 아래 공구함 그림에 ○ 표시해 보세요.

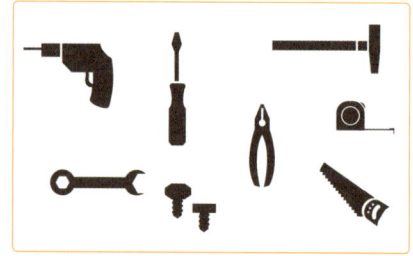

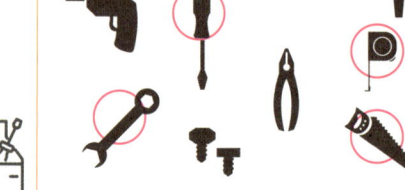

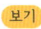 보기 와 같이 맨 위의 단어와 가장 관련성이 높은 단어를 찾아 ○ 표시해 보세요.

보기 사과
배추
ⓘ귤
나물

강아지	감자	여름
말	쌀	ⓘ수영장
병아리	ⓘ고구마	단풍
ⓘ개	김	눈사람

추석	은행	카네이션
떡국	우표	어린이날
절편	종이	ⓘ어버이날
ⓘ송편	ⓘ통장	식목일

다음 계산 문제를 풀어보세요.

1. 진아는 세뱃돈으로 할머니에게 30,000원을 받았고, 할아버지에게 50,000원을 받았습니다. 부담이 되어 사지 못했던 좋아하는 가수의 CD를 25,000원에 구매하였습니다. 친구들 5명과 함께 떡볶이와 순대를 먹어 총 38,000원이 나왔으나, 진아가 특별히 그중 반을 지불하였습니다. 진아에게 남아 있는 돈은 얼마일까요?
(**36,000원**)

2. 신용철 할아버지에게 아들이 제주도에서 애플망고 3박스를 보내 주었습니다. 애플망고 한 박스에는 12개가 들어 있습니다. 신용철 할아버지는 경로당에 한 박스를 가져다주었고, 옆집 김수자 할머니네 집에 반 박스를 가져다주었습니다. 신용철 할아버지 집에 남아 있는 망고는 모두 몇 개일까요?
(**18개**)

24일 날짜: 년 월 일 요일 날씨:
시작 시각: 시 분 마친 시각: 시 분

  김미령 할머니는 손주 성민이를 돌보고 있습니다. 성민이가 여러 학원에 다니기에 유치원 하원 시간과 학원 시작 시간을 잘 알아둬야 합니다. 다음 성민이의 일주일 일정을 보고 잘 외워 두세요.

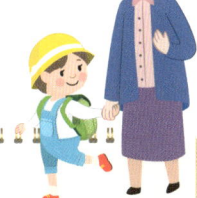

월	화	수	목	금
3시 유치원 하원	4시 30분 유치원 하원	3시 유치원 하원	3시 유치원 하원	3시 유치원 하원
5시 수영	5시 30분 축구	5시 수학	3시 30분 과학	5시 30분 바이올린

다음의 보기 처럼 알파벳을 오른쪽으로 90도 방향으로 돌려서 그려 보세요.

보기: A → A

H → H
S → S
K → K
Y → Y

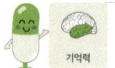 앞 장(92쪽)에서 기억한 김미령 할머니의 손자 성민이의 유치원 하원 이후의 일정을 떠올리며, 괄호 안에 정답을 적어 보세요.

1. 유치원 하원 시간이 다른 요일은 언제인가요? (②)
   ① 월요일 ② 화요일
   ③ 수요일 ④ 목요일

2. 과학 학원에 가는 시간은 몇 시인가요? (③)
   ① 3시 ② 4시 30분
   ③ 3시 30분 ④ 5시

3. 5시 30분에 가는 수업을 모두 찾아 보세요. (①, ④)
   ① 축구 ② 수영
   ③ 수학 ④ 바이올린

25일

날짜: 년 월 일 요일   날씨:
시작 시각: 시 분   마친 시각: 시 분

다음 음소를 결합하여 해당 범주의 단어를 만들어 빈칸에 적어 보세요.

음소	범주	단어
ㅏㅃㄱㄹㅇ	색깔	빨강
ㄹㅏㅇㅎㅗㅣ	동물	호랑이
ㄱㅅㅜㄱ	음식	국수
ㄲㅗㄷㅣ	연장	도끼
ㅊㅓㅣㄴㄴ	도시 이름	인천
ㅁㄴㅅㅗㄱㄱ	신체 부위	손목
ㅂㅜㄱㄱㅇㅣ	동물	거북이
ㅏㅅㄱㅗ	과일	사과
ㄱㄱㅜㅜㅊ	스포츠	축구
ㅅㅇㄷㅏ	음료	사이다
ㅜㅜㅈㄱㅇㄱ	국가	중국
ㄱㅏㄴㅣㄱㄹ	꽃	개나리
ㅁㅣㅂㄴㅐ	주방용품	냄비

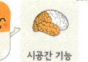 다음은 육각형 종이접기입니다. 4개의 조각을 아래 그림처럼 맞추면 6개의 동물 얼굴이 나타납니다. 6개의 동물이 무엇인지 괄호 안에 적어 보세요.

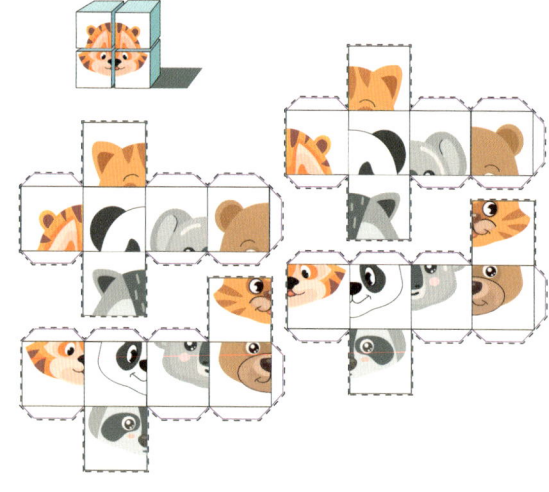

(너구리), (곰), (고양이)
(호랑이), (코알라), (팬더)

 다음 그림을 보고 시간의 흐름에 맞게 괄호 안에 번호를 적어 보세요.

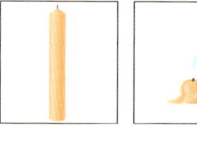 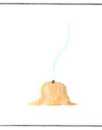 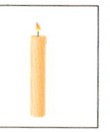 

(1) (4) (2) (3)

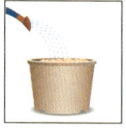 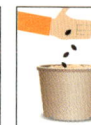

(2) (4) (1) (3)

26일

날짜: 년 월 일 요일 날씨:
시작 시각: 시 분 마친 시각: 시 분

다음 그림을 아래 빈 칸에 똑같이 따라서 그려 보고, 잘 기억해 두세요.

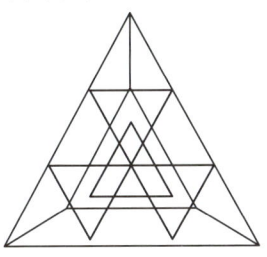

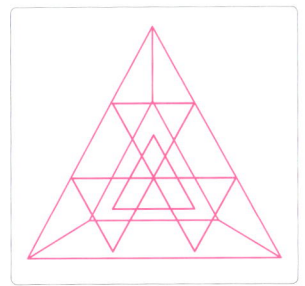

다음에는 도형과 숫자가 짝을 이루고 있습니다. 보기를 참고하여 도형 아래 빈칸에 짝이 되는 숫자를 적어 보세요.

보기

⌂	Δ	π	≤	≥	∞	←	↑	→	↓
1	2	3	4	5	6	7	8	9	0

∞	←	⌂	≤	↑	Δ	π	≥	→	∞
6	7	1	4	8	2	3	5	9	6

⌂	↓	π	∞	←	↓	≥	↑	Δ	↑
1	0	3	6	7	0	5	8	2	8

π	≤	≥	→	↑	≥	Δ	←	≤	∞
3	4	5	9	8	2	7	4	0	6

←	↑	≤	→	≥	∞	⌂	π	Δ	≤
7	8	4	9	5	6	1	3	2	4

⌂	Δ	↓	∞	≥	∞	←	≤	→	↓
1	2	0	6	5	6	7	4	9	0

앞 장(98쪽)에서 따라 그렸던 그림을 잘 떠올려 보세요. 아래 그림은 앞 장 그림과 다릅니다. 어떤 부분이 빠져 있는지 그려 보세요.

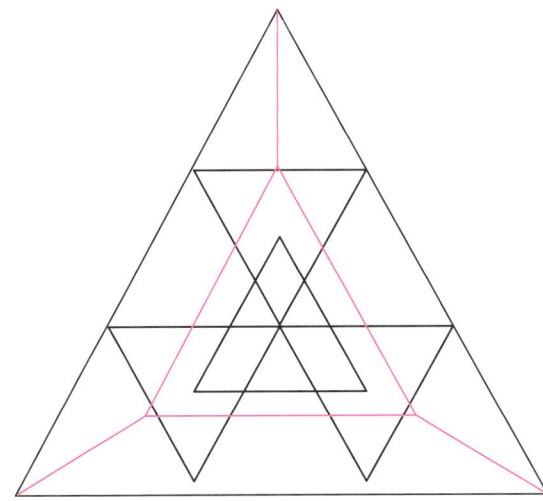

27일

날짜: 년 월 일 요일 날씨:
시작 시각: 시 분 마친 시각: 시 분

다음에 제시된 숫자 순으로 아래 원형 숫자를 선으로 연결해 보세요.

5	8	12	1	3	15	2	11	4	14	10	7	9	6

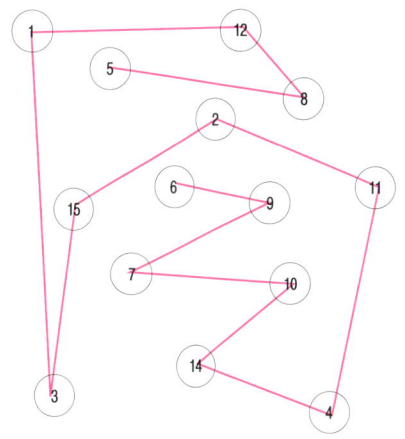

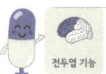 다음 4개의 사진과 그림을 보고, 시간 흐름에 맞도록 괄호 안에 번호를 적어 보세요.

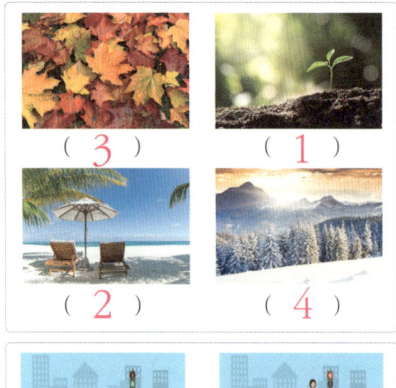

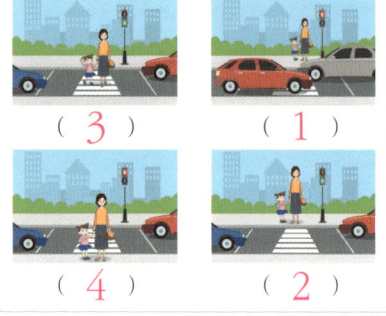

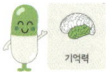 다음 단어 중에서 실제로 존재하지 않는 한글 단어를 모두 찾아서 ○ 표시해 보세요.

공구	대리	디자인	효과
(나무린)	기러기	전환	(갑마지)
지우개	반올림	(진아다)	바꾸다
골무	(동아소)	매력	고라니
코뚜레	신발	살수	한숨
자료	인증	(쇠부아니)	간수
(응중)	동아줄	민요	안간힘
채근	(파두방)	구부리다	(하랫)

28일

날짜: ___년 ___월 ___일 ___요일 날씨: ___
시작 시각: ___시 ___분 마친 시각: ___시 ___분

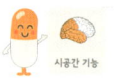 왼쪽 그림에는 멋진 모델이 있습니다. 모델이 어떤 옷을 입고, 가방과 신발은 어떤 것을 착용했는지 ○ 표시해 보세요. 그리고 잘 기억해 두세요.

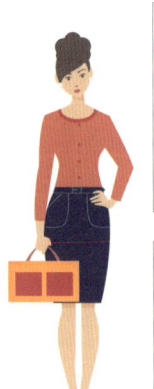
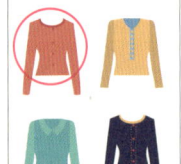
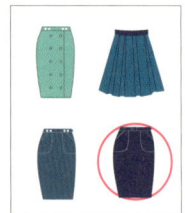
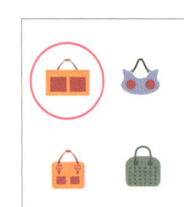
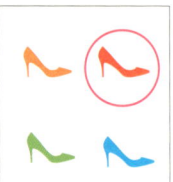

다음 그림에서 번호 순서대로 점을 연결해 보세요. 다 연결하면 그림이 나타납니다. 어떤 그림인지도 괄호 안에 적어 보세요.

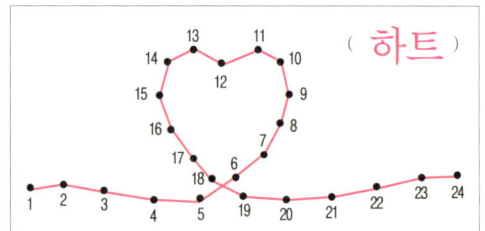
(하트)

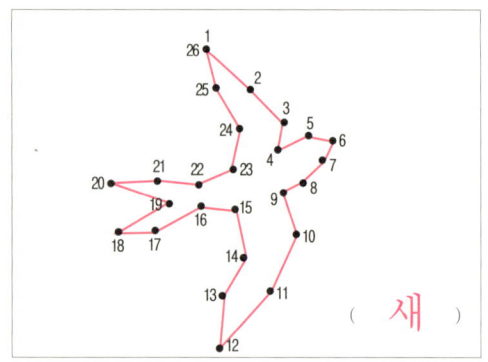
(새)

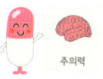 앞 장(104쪽)에서 모델이 착용하고 있던 옷과 신발, 가방을 다시 한번 떠올리면서, 어떤 것인지 각각 ○ 표시해 보세요.

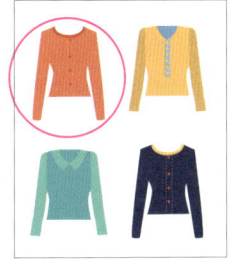 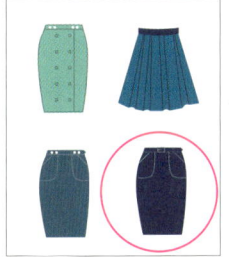
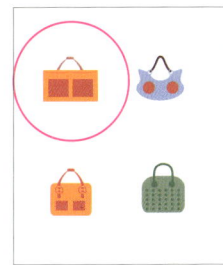 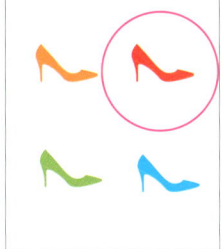

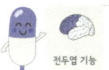 다음의 보기를 참고하여 빈칸을 칠해 보세요. 색깔 펜이나 색연필을 사용하여 문제를 풀어 보세요.

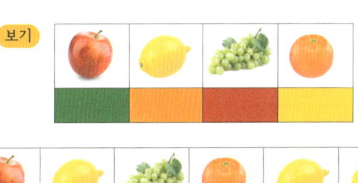

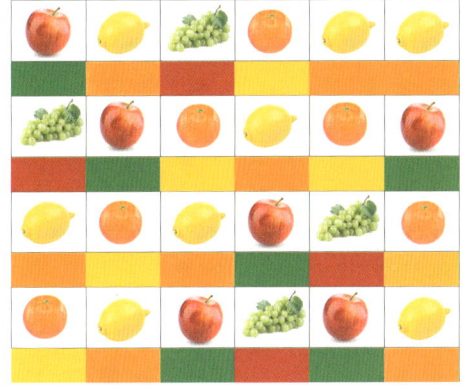

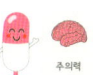 다음 왼쪽 그림에서 제시된 것들의 개수를 각각 세어 보고, 오른쪽의 알맞은 숫자와 연결해 보세요.

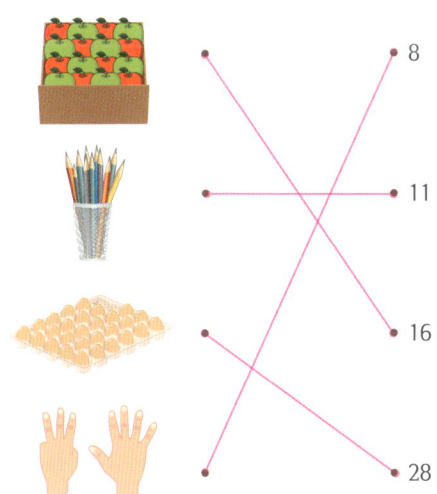

다음 빈칸에 알맞은 글자를 넣어 보세요.

청	진	기		핸	드	폰
고	릴	라		운	동	화
나	뭇	잎		선	생	님
고	등	어		테	이	프
소	시	지		정	수	기
화	장	실		경	로	당
신	문	지		웅	덩	이

365 브레인 피트니스 정답 08

30일

날짜: 　　년　　월　　일　　요일　　날씨:
시작 시각:　　시　　분　　마친 시각:　　시　　분

다음 표를 보면 같은 사진이 두 개씩 여러 종류가 있습니다. 어떤 위치에 어떤 그림이 있는지 잘 기억해 두세요.

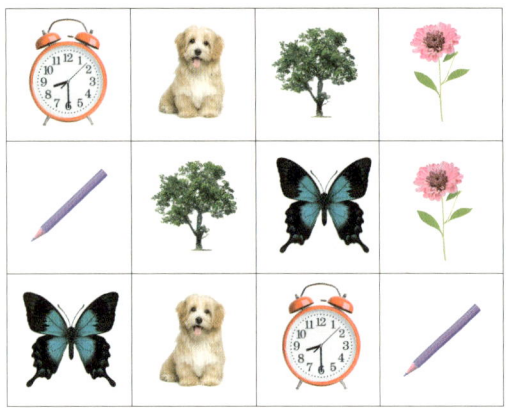

다음 그림에서 사과만 찾아 ○ 표시하고, 개수가 몇 개인지 괄호 안에 적어 보세요. (**15**) 개

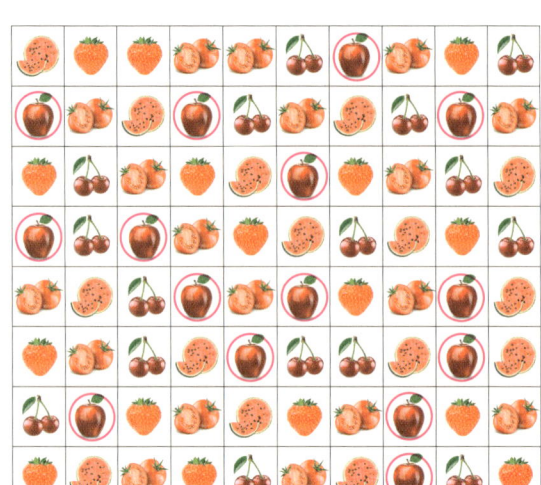

앞 장(110쪽)에서 기억한 사진들을 잘 떠올리며, 괄호 안에 어떤 사진이 들어갈지 보기 에서 골라 알맞은 번호를 적어 주세요.

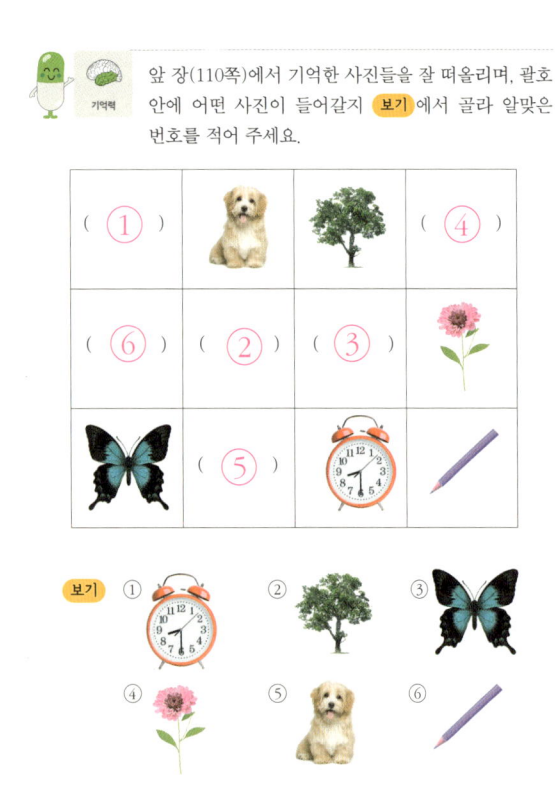

매일매일 뇌의 근력을 키우는 치매 예방 문제집
365 브레인 피트니스 08

초판 1쇄 펴낸날 | 2019년 10월 31일
지은이 | 박흥석·안이서·이혜미
펴낸이 | 홍솔
펴낸곳 | 허원미디어

주소 | 서울시 종로구 필운대로7길 19(옥인동)
대표전화 | (02) 766-9273
팩시밀리 | (02) 766-9272
홈페이지 | http://cafe.naver.com/herwonbooks
출판등록 | 2005년 12월 2일 제300-2005-204호

ⓒ 박흥석·안이서·이혜미 2019

ISBN 978-89-92162-74-6 14510(세트)
     978-89-92162-85-2 14510

값 12,000원

이 도서의 국립중앙도서관 출판예정도서목록(CIP)은 서지정보유통지원시스템 홈페이지 (http://seoji.nl.go.kr)와 국가자료공동목록시스템(http://www.nl.go.kr/kolisnet)에서 이용하실 수 있습니다.(CIP제어번호: CIP2019042539)

* 잘못 만들어진 책은 구입하신 곳에서 교환해 드립니다.
* 이 책 내용의 일부 또는 전부를 재사용하려면 반드시 도서출판 허원미디어의 동의를 얻어야 하며 무단복제와 전재를 금합니다.